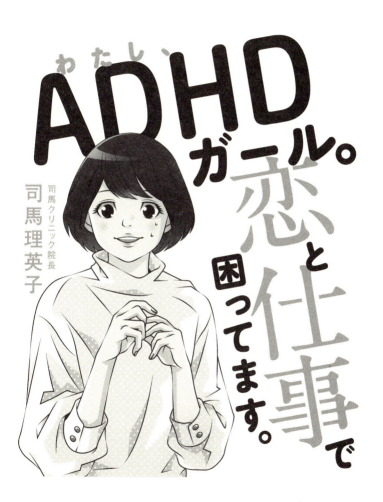

わたし、ADHDガール。恋と仕事で困ってます。

司馬クリニック院長
司馬理英子

TOYOKAN BOOKS

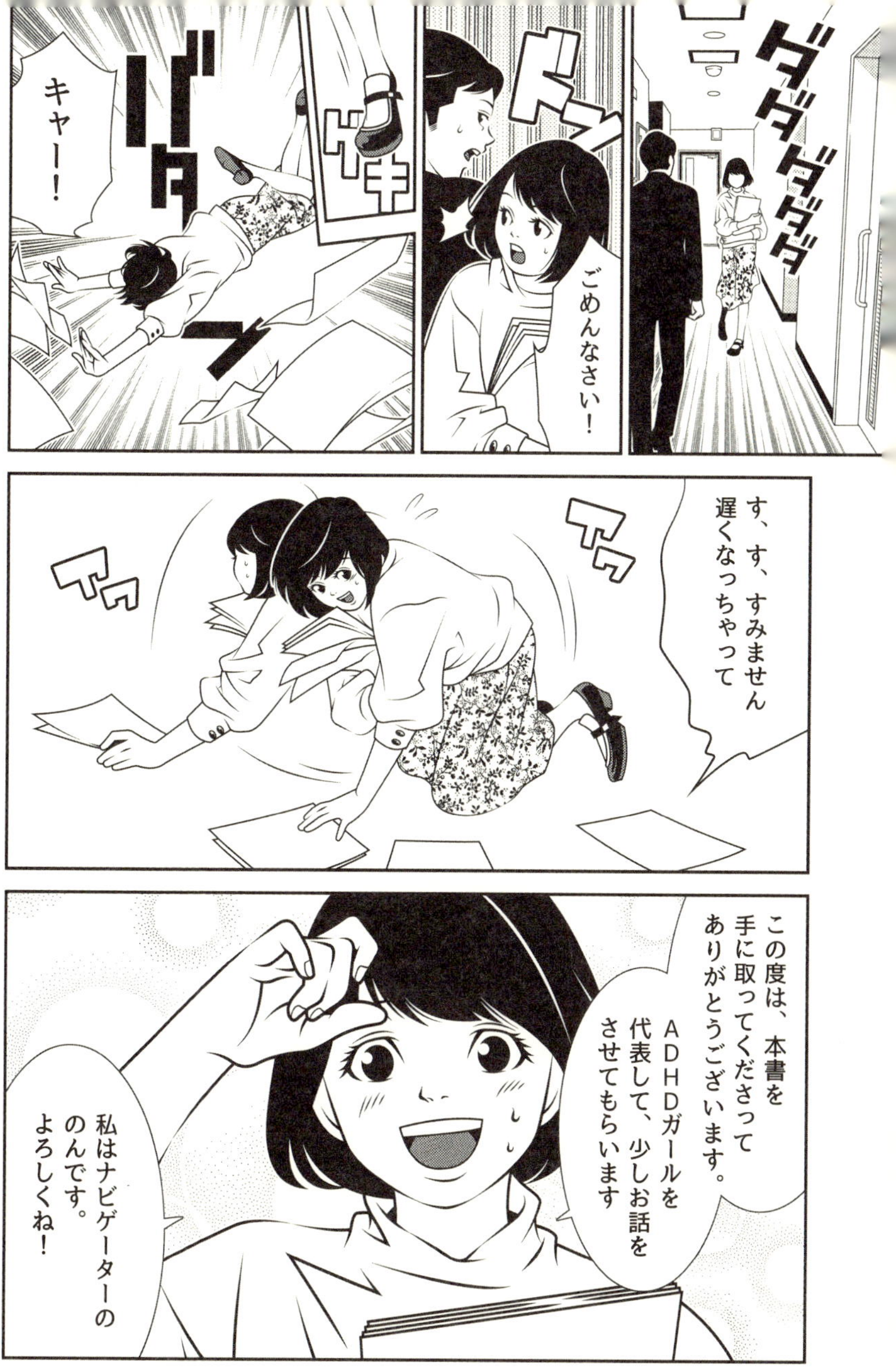

ダダダダダダ
ドン
ごめんなさい！
ドキ
ドタッ
キャーー！
アワ
アワ
す、す、すみません 遅くなっちゃって
この度は、本書を手に取ってくださってありがとうございます。
ADHDガールを代表して、少しお話をさせてもらいます
私はナビゲーターののんです。よろしくね！

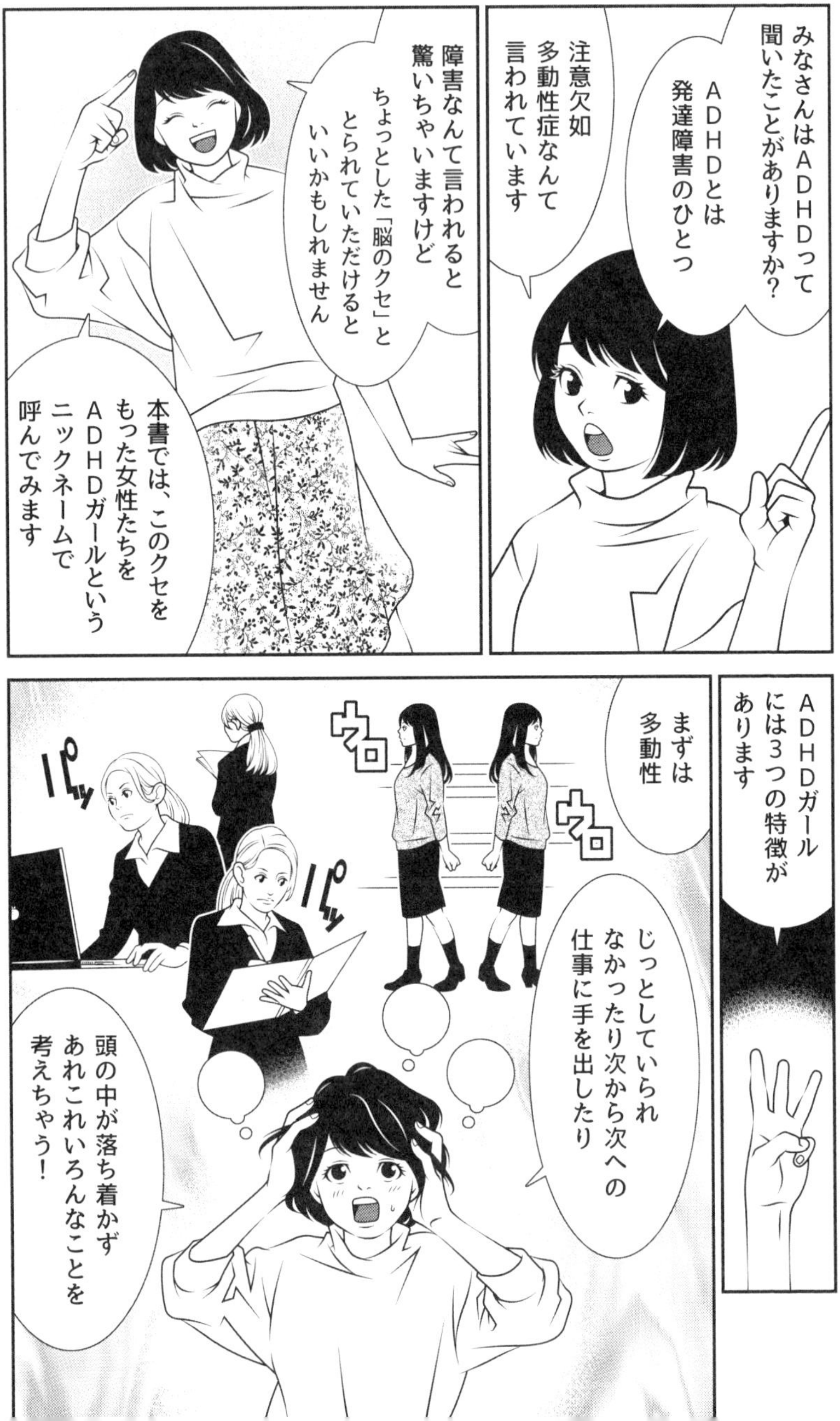
みなさんはADHDって聞いたことがありますか?
ADHDとは発達障害のひとつ
注意欠如多動性症なんて言われています
障害なんて言われると驚いちゃいますけど
ちょっとした「脳のクセ」ととられていただけるといいかもしれません
本書では、このクセをもった女性たちをADHDガールというニックネームで呼んでみます
ADHDガールには3つの特徴があります
まずは多動性
ウロ
ウロ
パッ
パッ
じっとしていられなかったり次から次への仕事に手を出したり
頭の中が落ち着かずあれこれいろんなことを考えちゃう!

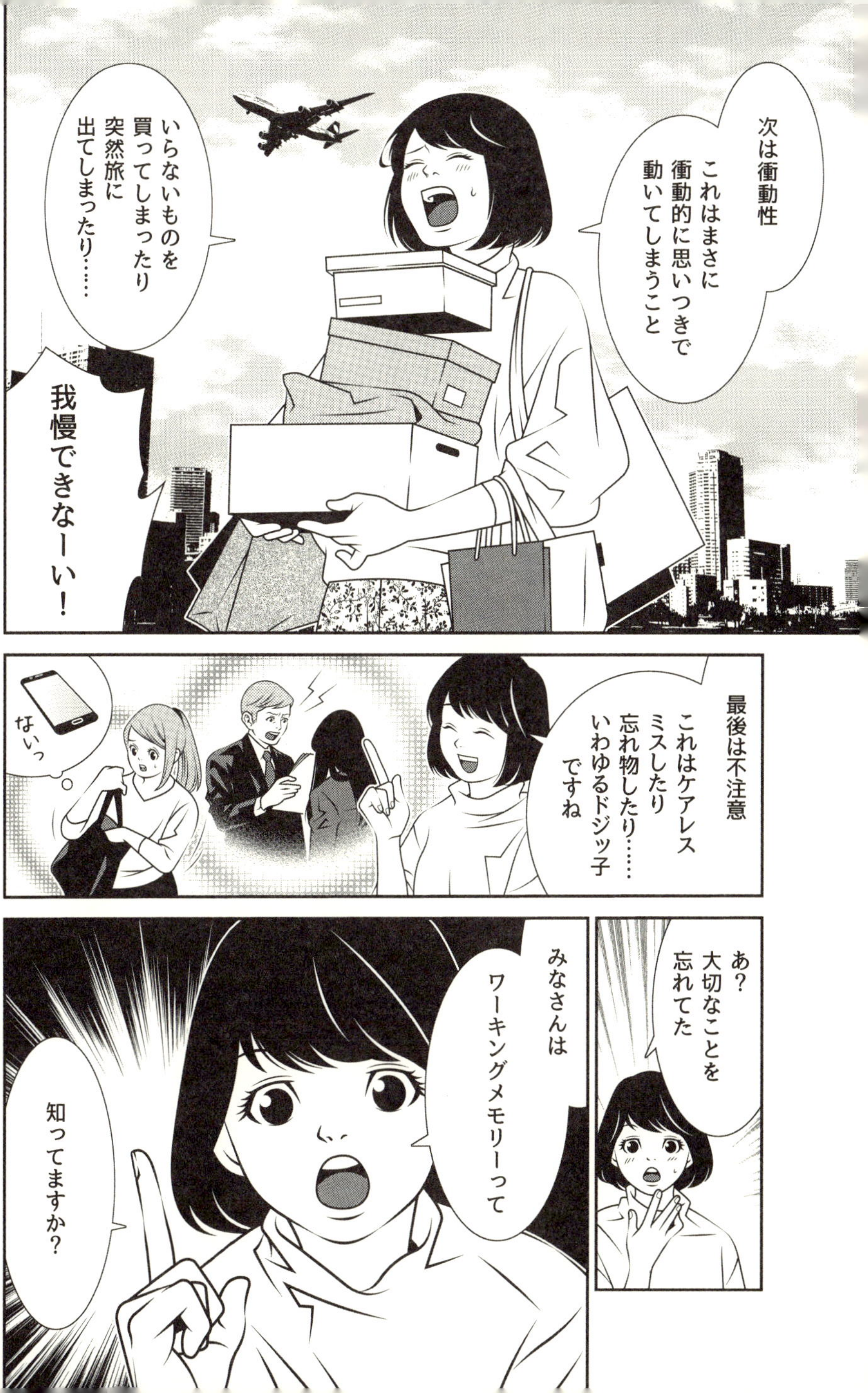
次は衝動性
これはまさに衝動的に思いつきで動いてしまうこと
いらないものを買ってしまったり突然旅に出てしまったり……
我慢できなーい！
最後は不注意
これはケアレスミスしたり忘れ物したりいわゆるドジッ子ですね
ないっ
あ？大切なことを忘れてた
みなさんはワーキングメモリーって
知ってますか？

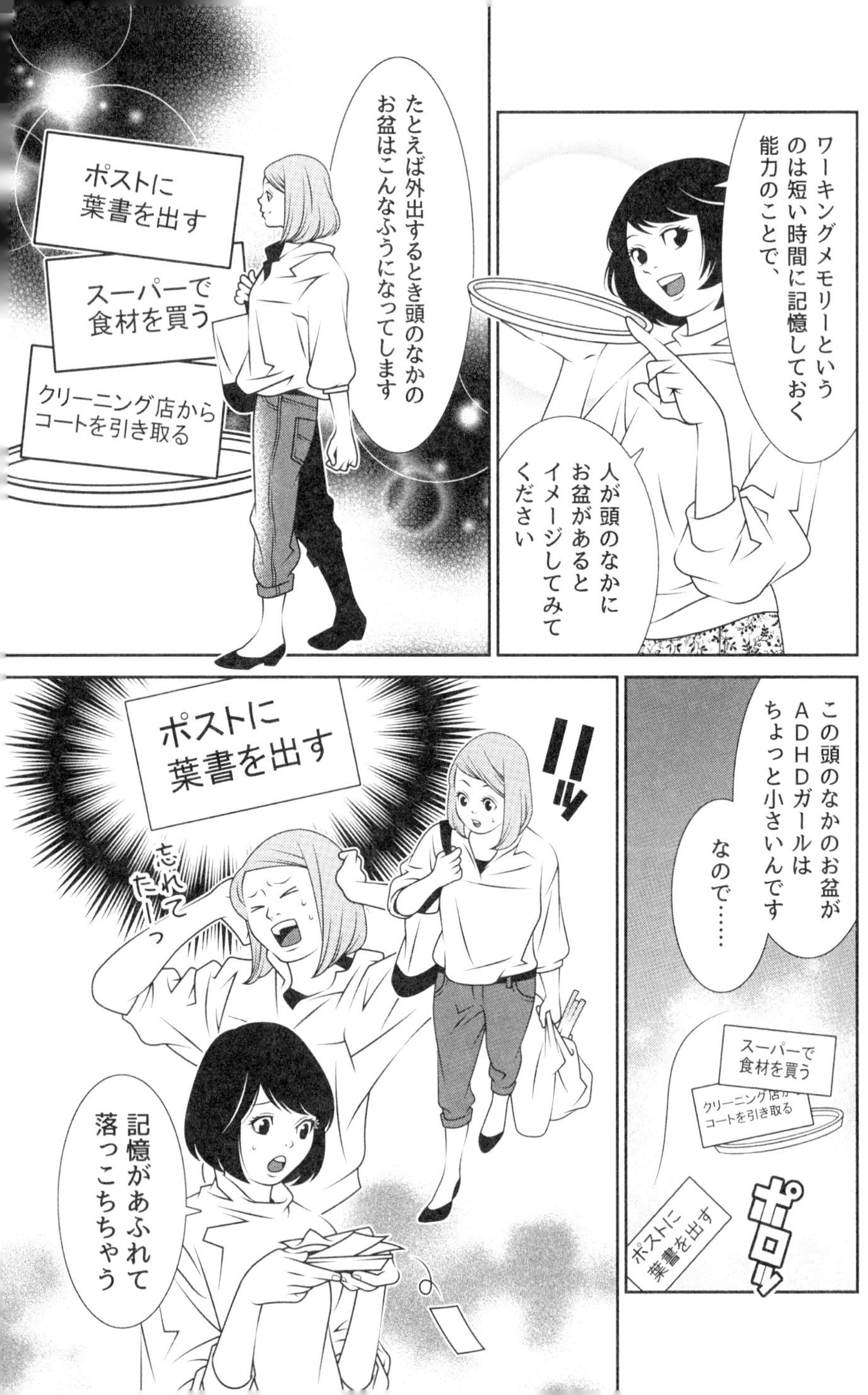
ワーキングメモリーというのは短い時間に記憶しておく能力のことで、
人が頭のなかにお盆があるとイメージしてみてください
たとえば外出するとき頭のなかのお盆はこんなふうになってします
ポストに葉書を出す
スーパーで食材を買う
クリーニング店からコートを引き取る
この頭のなかのお盆がADHDガールはちょっと小さいんです
なので……
スーパーで食材を買う
クリーニング店からコートを引き取る
ポストに葉書を出す
ポロッ
ハッ
ポストに葉書を出す
忘れてたーっ
記憶があふれて落っこちちゃう

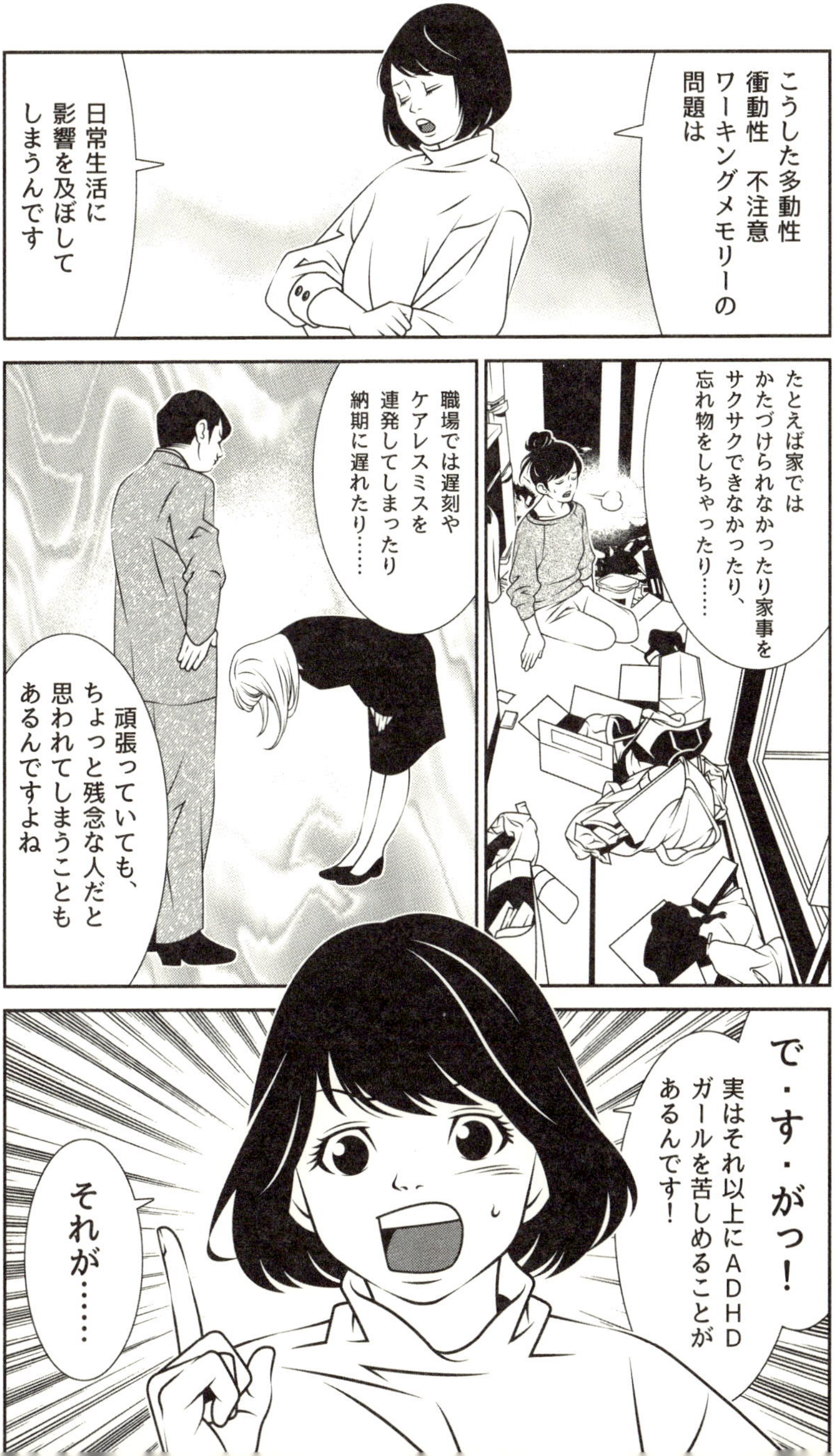
こうした多動性
衝動性　不注意
ワーキングメモリーの
問題は
日常生活に
影響を及ぼして
しまうんです
たとえば家では
かたづけられなかったり家事を
サクサクできなかったり、
忘れ物をしちゃったり……
職場では遅刻や
ケアレスミスを
連発してしまったり
納期に遅れたり……
頑張っていても、
ちょっと残念な人だと
思われてしまうことも
あるんですよね
で・す・がっ！
実はそれ以上にＡＤＨＤ
ガールを苦しめることが
あるんです！
それが……

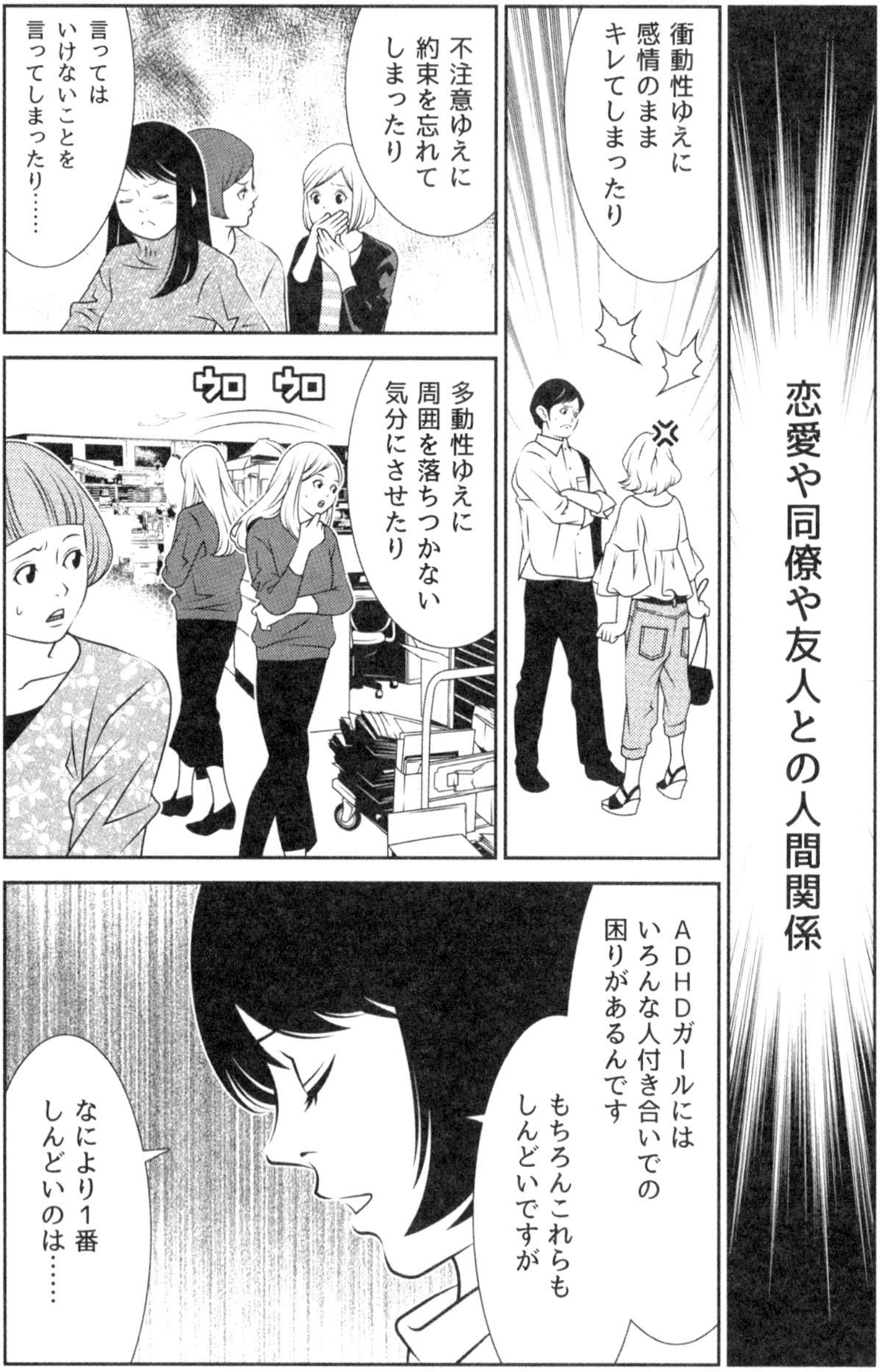

恋愛や同僚や友人との人間関係
衝動性ゆえに感情のままキレてしまったり
不注意ゆえに約束を忘れてしまったり
言ってはいけないことを言ってしまったり……
多動性ゆえに周囲を落ちつかない気分にさせたり
ウロ ウロ
ADHDガールにはいろんな人付き合いでの困りがあるんです
もちろんこれらもしんどいですが
なにより1番しんどいのは……

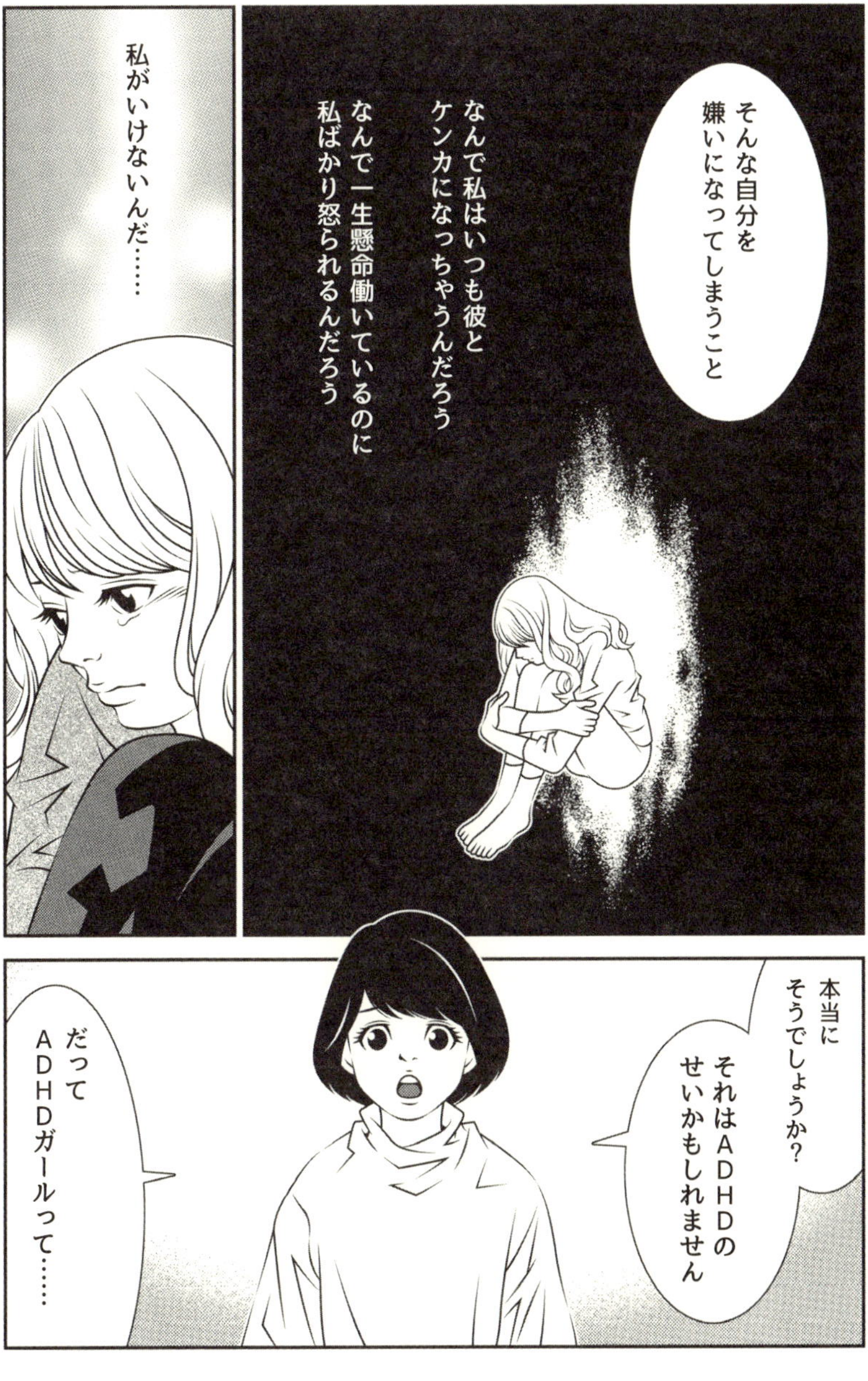
そんな自分を嫌いになってしまうこと
なんで私はいつも彼とケンカになっちゃうんだろう
なんで一生懸命働いているのに私ばかり怒られるんだろう
私がいけないんだ……
本当にそうでしょうか？
それはＡＤＨＤのせいかもしれません
だってＡＤＨＤガールって……

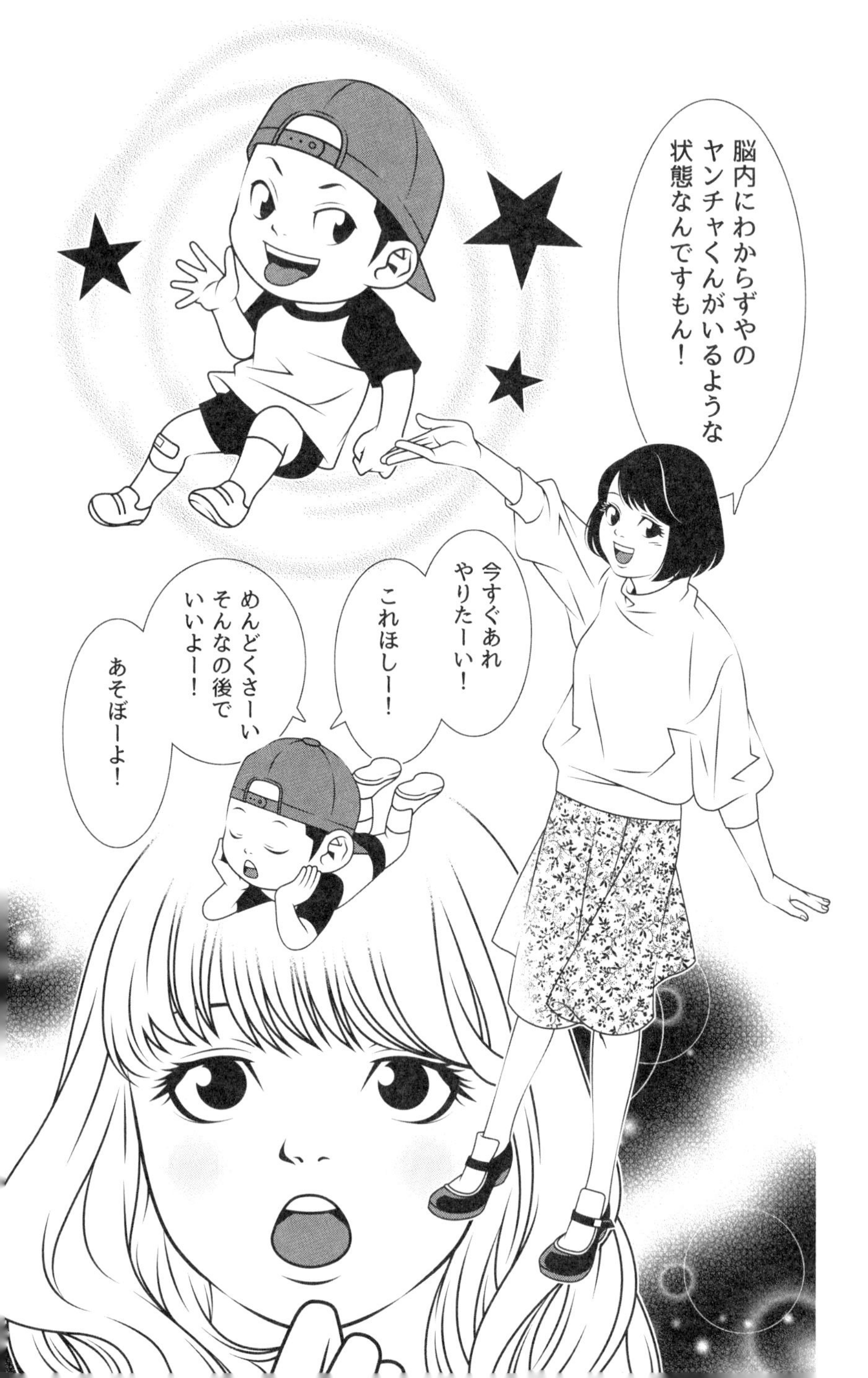
脳内にわからずやのヤンチャくんがいるような状態なんですもん！
今すぐあれやりたーい！
これほしー！
めんどくさーいそんなの後でいいよー！
あそぼーよ！

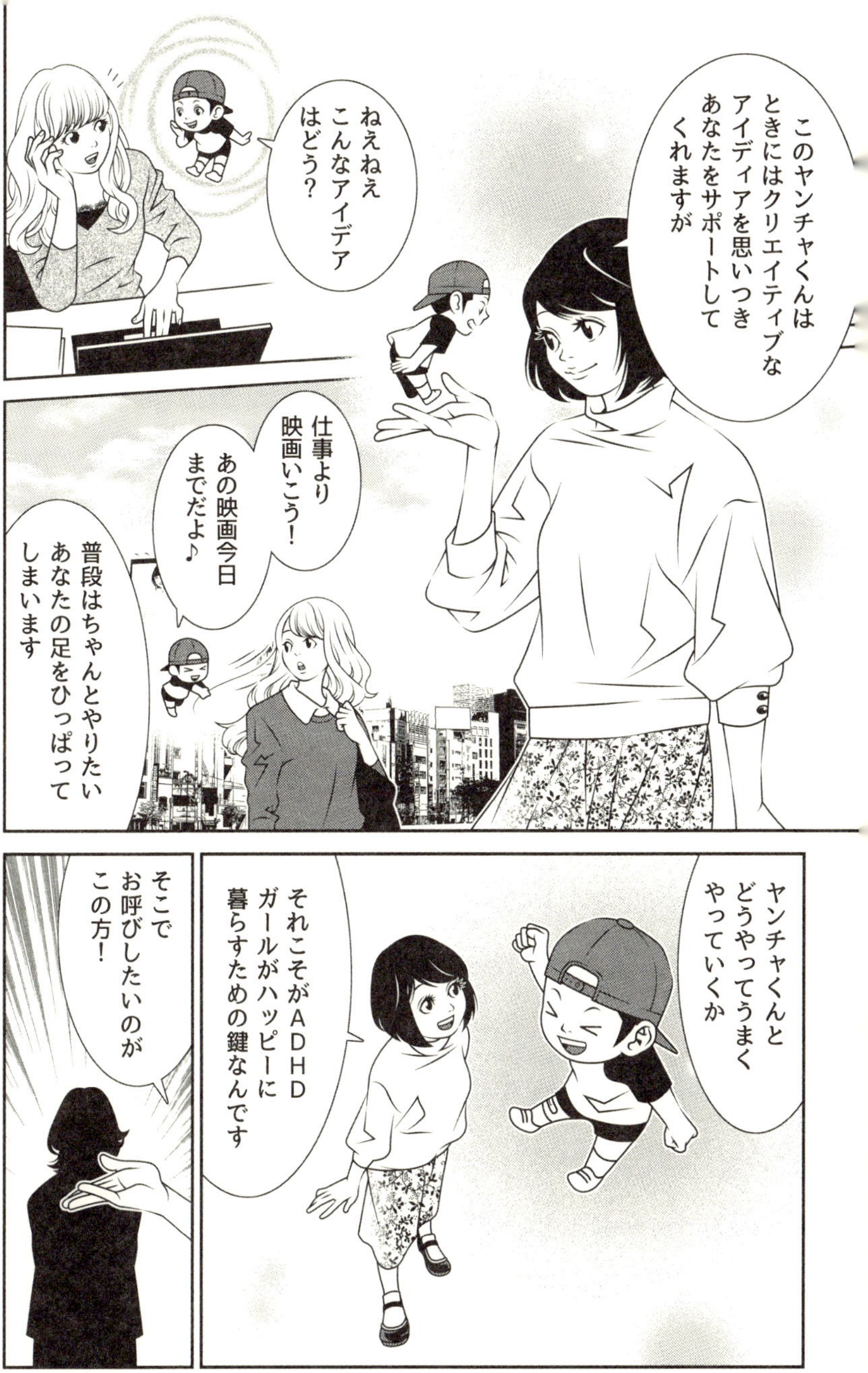
このヤンチャくんはときにはクリエイティブなアイディアを思いつきあなたをサポートしてくれますが
ねえねえこんなアイデアはどう？
仕事より映画いこう！
あの映画今日までだよ♪
普段はちゃんとやりたいあなたの足をひっぱってしまいます
ヤンチャくんとどうやってうまくやっていくか
それこそがADHDガールがハッピーに暮らすための鍵なんです
そこでお呼びしたいのがこの方！

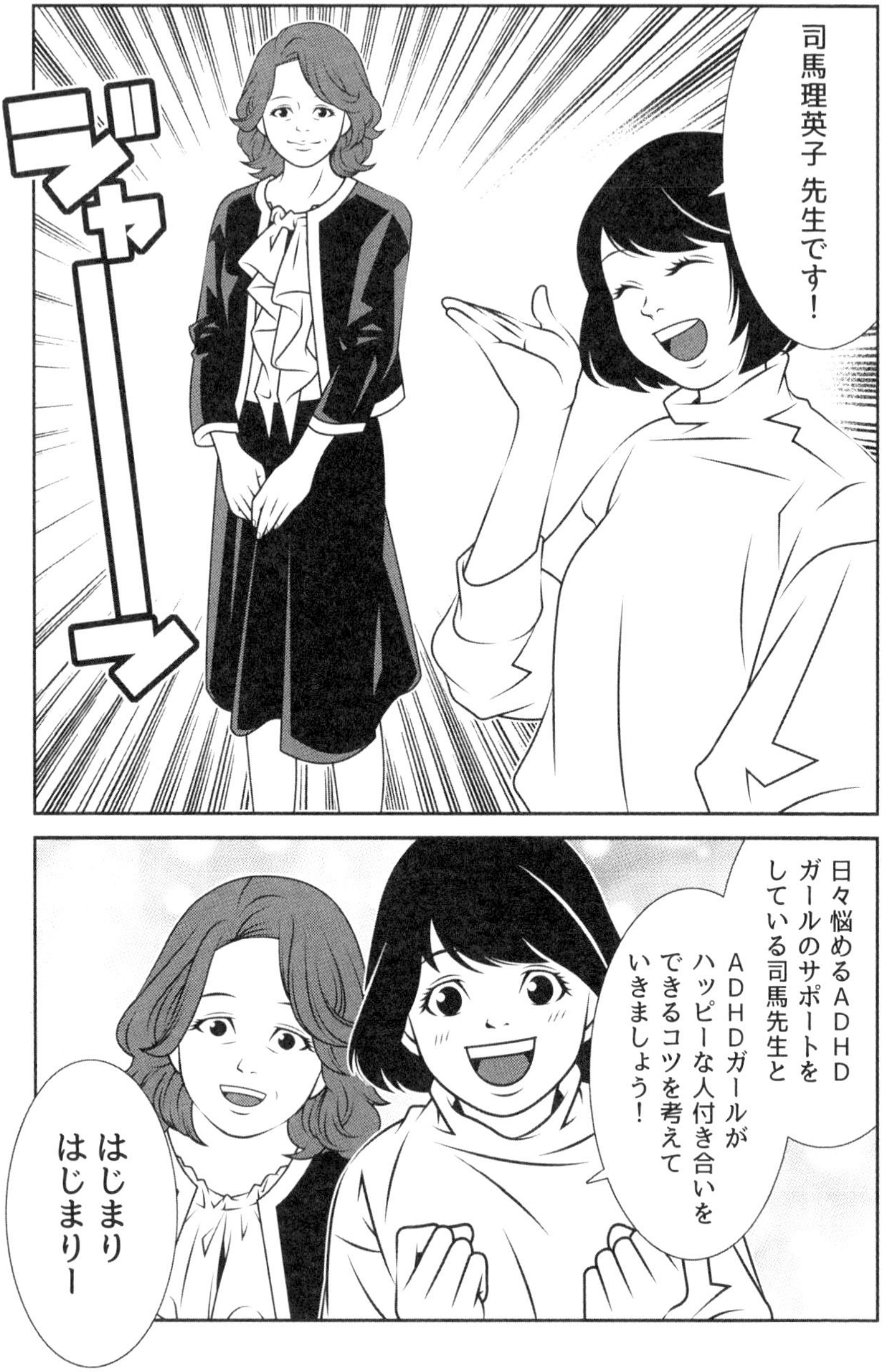
司馬理英子 先生です！
ジャーン
日々悩めるADHDガールのサポートをしている司馬先生と
ADHDガールがハッピーな人付き合いをできるコツを考えていきましょう！
はじまりはじまりー

はじめに

あわてんぼ、遅刻が多くてかたづけが苦手。感情のままに行動しがちでうっかり大事なことを忘れてしまう。

思い立ったらすごいエネルギーで突っ走っていい仕事ができるときもあるのに、ルーティンワークが苦手。

ＡＤＨＤガールたちには、そんなことが一日に何回も起きて、小さな失敗、まさかのピンチ、ありえない仕事のミスに悩まされています。

たまにそんなことがあるのは、誰でも経験することですが、ＡＤＨＤガールの場合は、会社でもプライベートでもこんなことが頻繁に起こってしまいます。

さらには、人間関係でもＡＤＨＤの特徴のために、恋愛が長続きしなかったり、職場でトラブルになってしまったり……。

ＡＤＨＤは対人関係ではとくに問題がないという人もいますが、実際たくさんのＡＤＨＤガールたちとお話していると、やはり一番つらいのは人間関係のトラブルなのではないかと感じています。

この本では、ＡＤＨＤガールに起こりがちな様々な人とのかかわりのトラブルに焦点を当てて考えていきます。

ＡＤＨＤガールといっても色々なタイプがいるので、すべてがあなたに当てはまるわけではないと思いますが、自分に合いそうな部分をみつけ毎日を気持ちよく過ごしていくためのヒントにしてもらえればと思います。

本書を通じて、すべてのＡＤＨＤガールが、ハッピーに自分らしく生きていくためのお手伝いができますように。

司馬 理英子

もくじ

＼ 振られる理由は
こんなところに？ ／

第2章

ADHDガールの恋愛

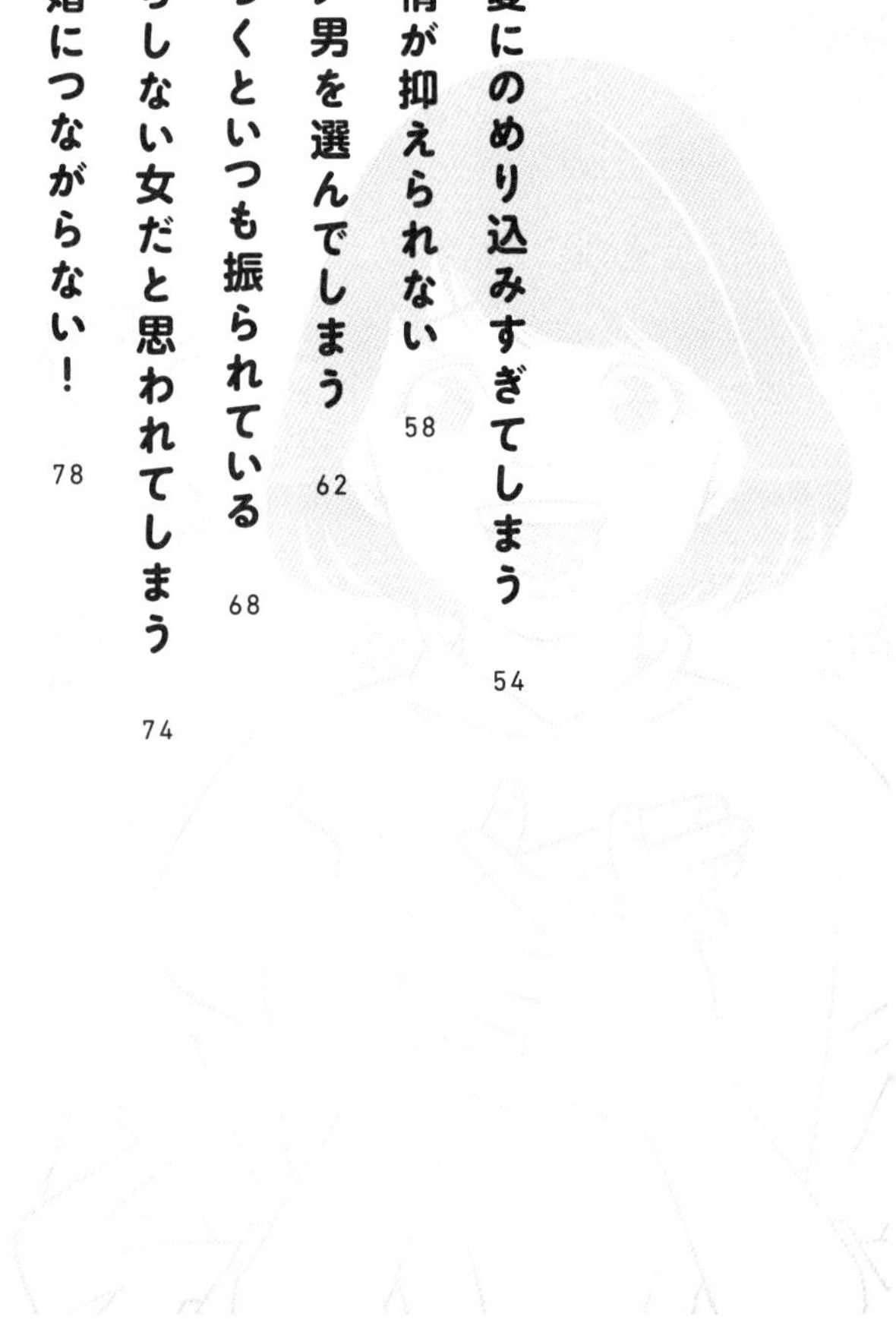

大切な絆を
つなぎたい

第3章

ADHDガールの夫婦&パートナー

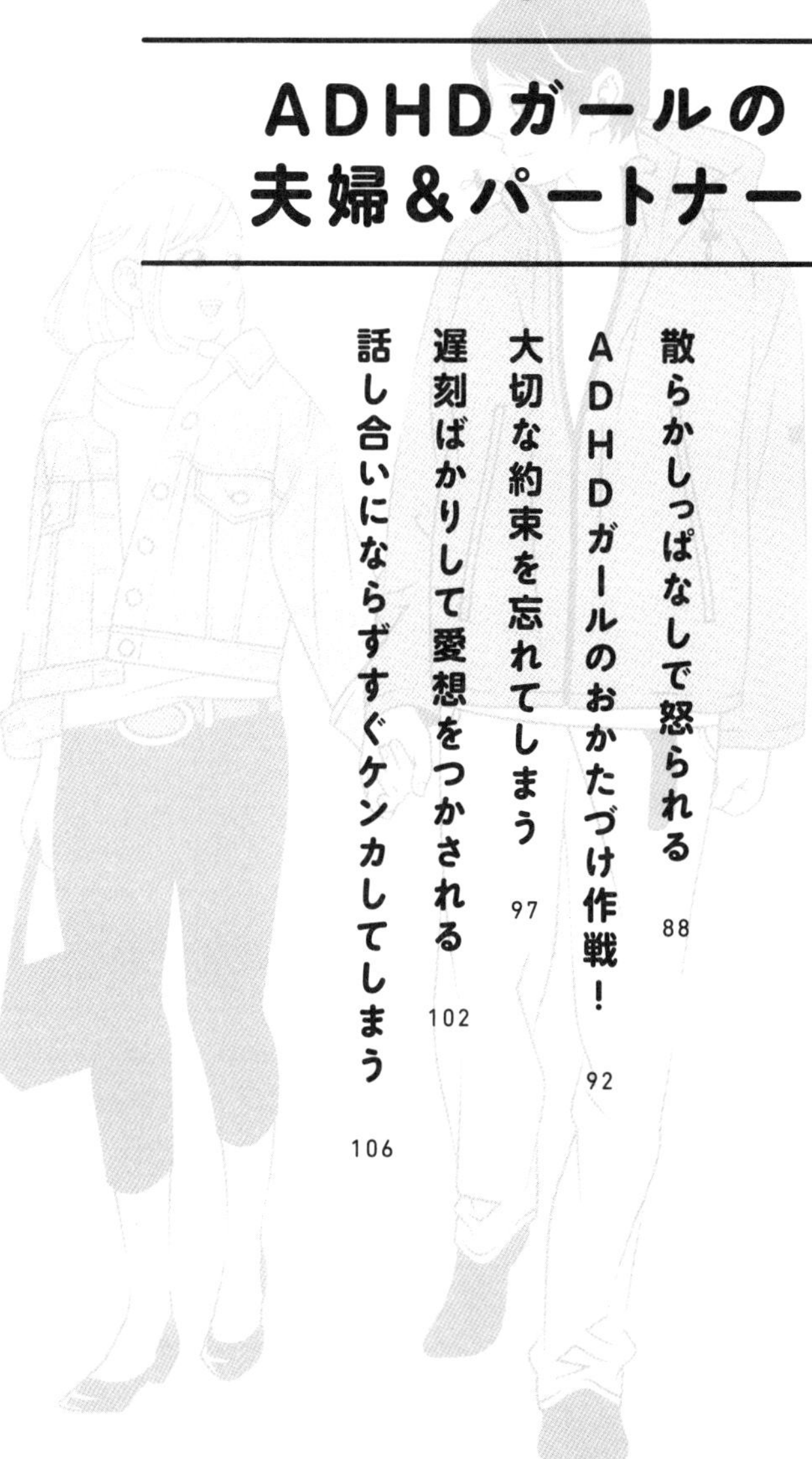

どうして
「信頼」「評価」
されないの？

第4章

ADHDガールの仕事の人間関係

自分もまわりも
大切にしたい

第5章

ADHDガールの友達関係

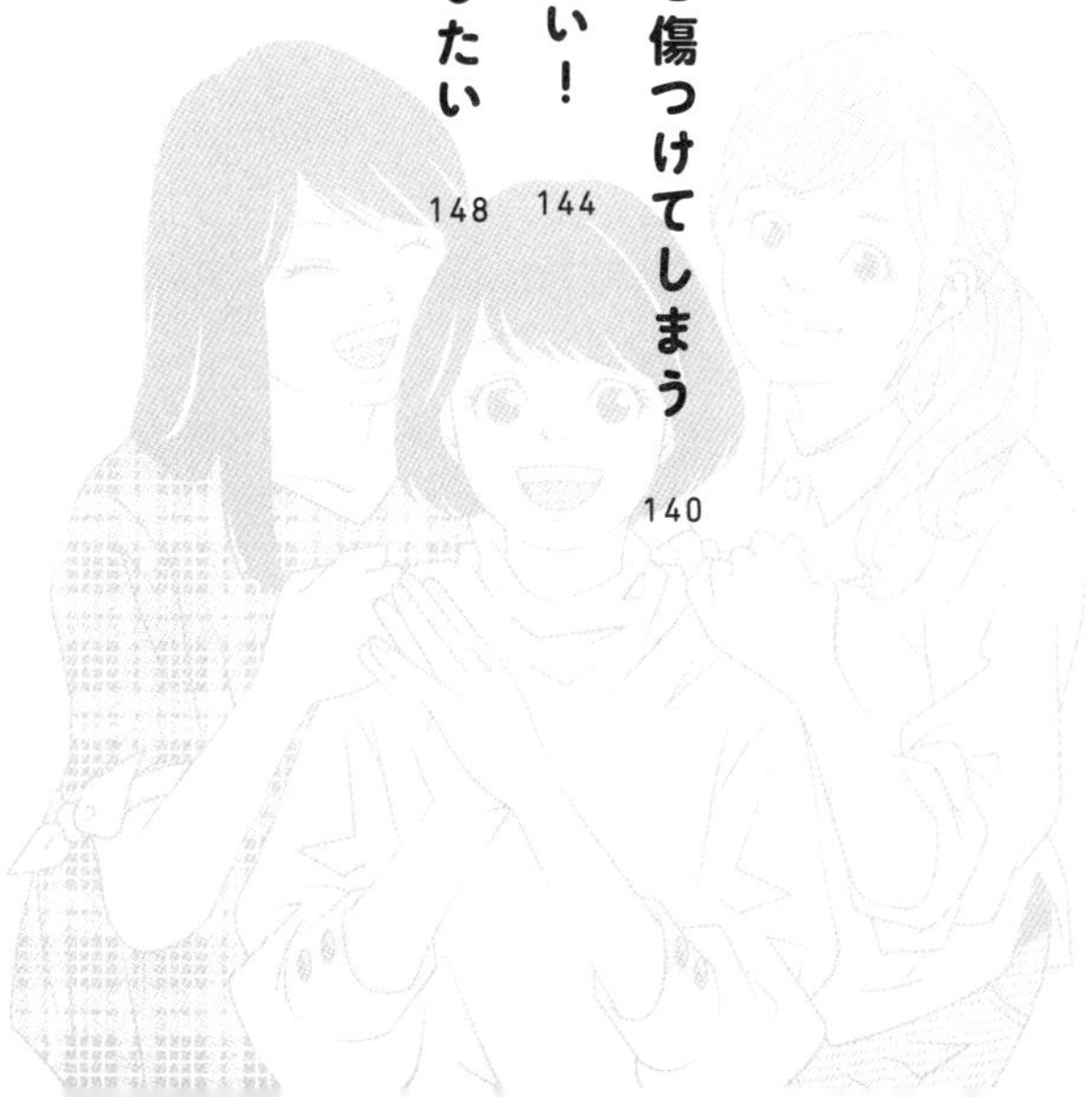

第1章

私って、ADHDガール？

自分の特徴を知り
スムーズに

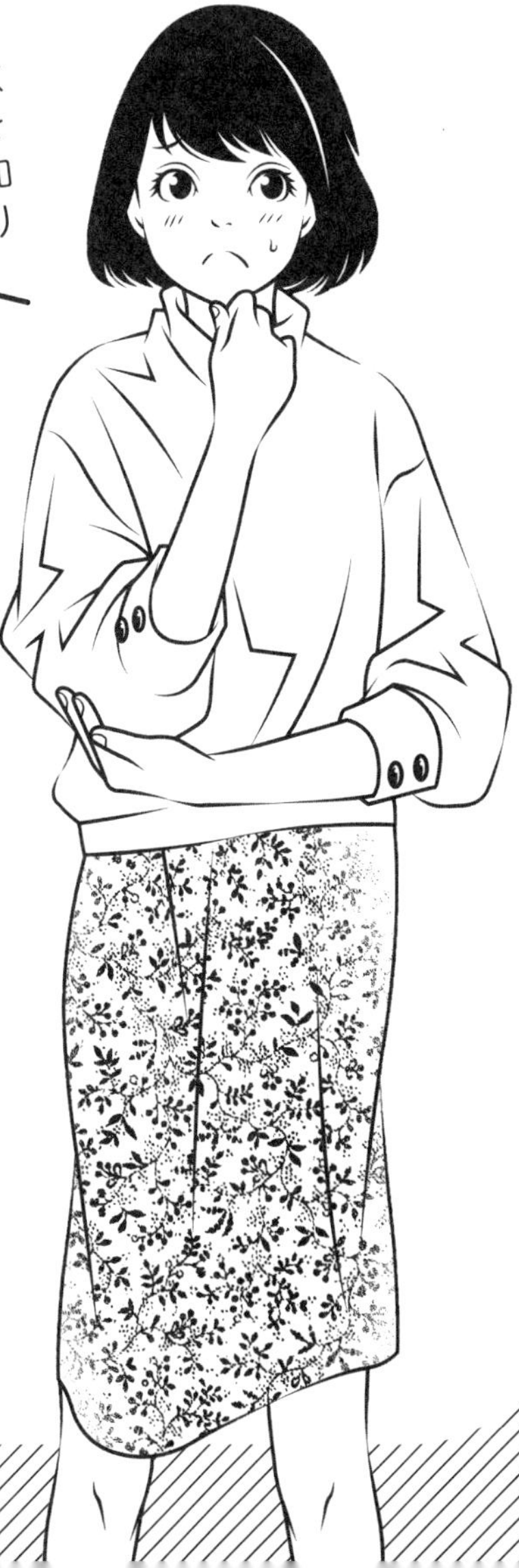

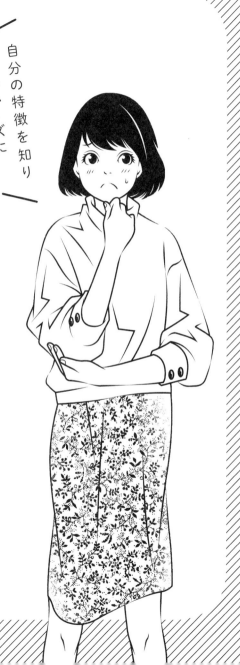

私って、もしかして「ＡＤＨＤガール」!?

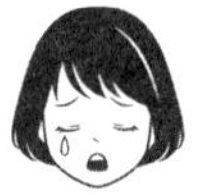

先生！ 私、今まで「締め切りが守れない」とか「片づけられない」とか、もしかしたら「ＡＤＨＤガール」なんじゃないかと思ってきたんです。

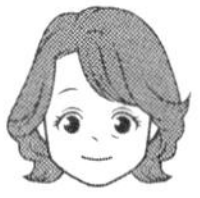

そうだったのね。じゃあ、まず「ＡＤＨＤ」ってどんなものなのかをお話ししていきましょう。

「ＡＤＨＤ」って何？

ＡＤＨＤはAttention-Deficit/Hyperactivity Disorder（注意欠如・多動症）の略で発達障害のひとつとして知られています。

発達障害というのは、わかりやすくいうと発達の凸凹。脳機能の発達のアンバランスのために、社会生活や対人関係に困難さを感じる状態を指します。

これは、言ってみれば「脳のクセ」のようなもの。

発達障害をもっていても（非定型発達といいます）、定型発達（発達障害を持たない人のことです）と同様に社会生活を送れている人はたくさんいます。

とはいえ、この「脳のクセ」は様々な場面で、小さなトラブルを巻き起こすことがあるんです。

たとえば、ＡＤＨＤガールにはこのような特徴があります。

- **気づくと部屋やデスクが散らかっている**
- **仕事でうっかりミスが多い**
- **先延ばしグセがあって、締め切りを守れない**
- **やるべきことより、やりたいことを優先する**
- **いつも携帯電話や鍵などを探している**
- **遅刻が多い**

・バタバタと動き回りがち
・家事が苦手
・長時間集中することができない
・欲しいものがあると衝動買いしてしまう
・おしゃべり
・待つのが苦手

「あるある！」「え、これって私のことかも!?」という方は、ちょっと子どもの頃のことを思い出してみてください。

もし、通信簿に「落ち着きがない」と書かれていたり、「忘れ物が多い」と先生に叱られがちだったり、「片づけなさい！」と親にうるさく言われていたら…。

あなたもＡＤＨＤガールである可能性があります。

もともとＡＤＨＤは「子どもの問題」として扱われてきて、「大人のＡＤＨＤ」にスポットが当たったのは、わりと最近の話なんです。

ＡＤＨＤガールのなかには、子どもの頃は「おてんば娘」「ドジっ子」などと呼ばれ、それほど気にならないタイプの人もいます。

でも、大人になって仕事についたり、家庭をもったりするようになってから問題が目立ってくるパターンも多く、大人の発達障害へ関心がひろがりました。

本書では、こうした大人のＡＤＨＤについて、とくに多くの女性の大きな悩みの種となる「恋愛」や「人間関係」について取り上げていきます。

実際にＡＤＨＤと診断された方、そしてそれほどではないけれど、「時間が守れない」「片づけられない」などで悩んでいる方の参考になればと思います。

理解して　工夫をしよう　脳のクセ

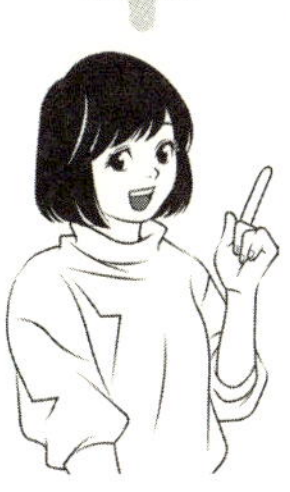

自分の特徴を知り、苦手を減らしていこう

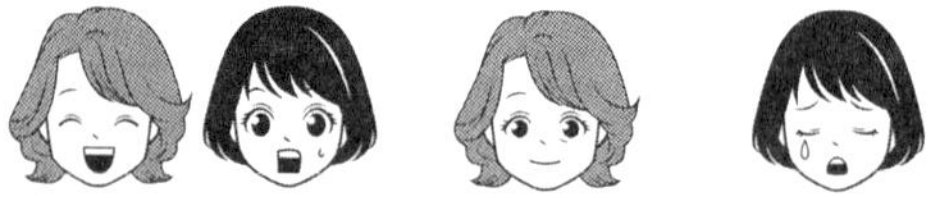

私は就職してから、いつも簡単なミスをしてしまい、「私ってダメなのかも」と自信がなくなっちゃったんです。

たくさん失敗すると、「自分っておかしいのかな」とか「人と比べてダメなのかも」と思っちゃうわね。でも、自分の特徴を把握して工夫すれば改善できることも多いから、落ち込む必要はないわ。

工夫……ですか？

そうよ。たとえば、視力の悪い人がメガネをかけるみたいにね。

自己肯定感を高めていくために

ADHDガールは、小さな頃から、人に叱られがちだったかもしれません。

「また手袋なくしたの？」「机の上を片づけなさい！」などと親から。

「宿題、また忘れたのか！」「静かにしなさい！授業中だぞ」などと教師から。

自分の特徴を理解してもらえず、頭ごなしに怒られたこともあるでしょう。


また、人付き合いでも息苦しさを感じ、なんとかやってきたけど、内心大変だったという人もいるでしょう。

「ごめんなさい！」で学生時代は乗り切れたとしても、バイトを始めたり就職したり、仕事をするようになると勝手が違ってきます。


「得意先とのアポイントを忘れた！」

「今日納期の書類にまだ手をつけてない！」

など「ごめん」では、すまされないことが増えてくるのです。

それによって、人間関係が悪化し職場にいづらくなってしまうこともあるかもしれません。


そして、小さな頃から怒られ続けた自分。

簡単なことが、みんなと同じようにできない自分。

そんな自分を「私って、ダメだな」と否定したくなるかもしれません。つまり、自己肯定感が低くなってしまうのです。


自己肯定感とは「自分は大切で、価値のある存在である」と感じること。

この感覚は、人間が生きていく上でとても大切なものです。もしも、自己肯定感が低くなるとどうなるでしょうか。

- 自信がもてない
- 他人に心を開けない
- 何をやってもだめと将来に希望をもてない
- 他人と自分を比べて落ち込んでしまう
- 他の人と同じように振る舞おうと頑張り、疲れてしまうときにはストレスやネガティブな感情が積み重なり、うつ病や不安障害など精神障害につながってしまうこともあります。これを二次障害と呼びます。

ADHDガールには、他の人とは違う特徴があります。大切なのは、自分の特徴を知って工夫をすること。

失敗を減らせれば自信を取り戻すことができるし、社会に適応しやすくなります。なかには発想力や行動力をいかして、成功を収める人だっているんです。

あなたがあなたらしく幸せに過ごすためには、「自己肯定感をもつ」ことが、とても大切。ふさぎこんでいては、特徴が長所に変わる可能性もしぼんでしまいます。

責めないで　自己肯定感　育てよう

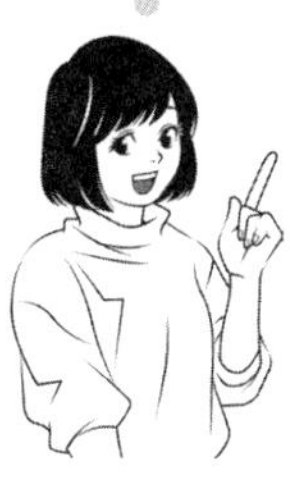

ADHDガールの3つの特徴 その①不注意

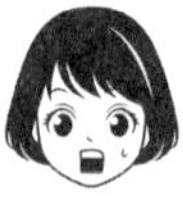

私は待ち合わせの場所を間違えたり、しょっちゅう食器を割ってしまったり、すごくおっちょこちょいなんですが、これもADHDのせいなんですか？

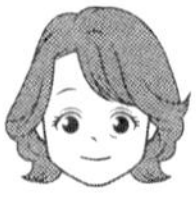

なるほど。それはADHDの特徴かもしれないわ。ADHDには、大きく分けて3つの特徴があるのを知ってる？

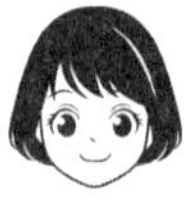

知りません。教えてください！

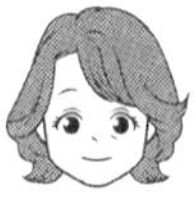

じゃあ、1つ目の「不注意」の特徴について、お話していくわね。まずは自分の特徴を理解して、それに対して対策を立てていくことが大切なのよ。

ADHDガールの3つの特徴

ADHDガールの代表的な特徴は「不注意」「多動性」「衝動性」の3つです。まずは、「不注意」について。

「不注意」とは、注意力が乏しい、集中力が続かないということ。

集中して書類作成することや長時間の会議が苦手だったり、気が散ってしまって、ミスを繰り返したり。忘れ物やなくし物も不注意ゆえでしょう。意識があっちこっちに飛んでしまうため、もっているものをパッとそのへんに置いてしまい、部屋が散らかってしまう人もいます。

また、時間通りに集合したり、納期に間に合わせるように仕事をこなしたり、時間管理も苦手。

これらの特徴は、仕事や日常生活だけでなく、恋愛や友達関係にも影響を与

える場合があります。

ADHDガールにありがちなケースを見ていきましょう。

ケース1

はじめて彼が部屋に遊びに来た。キッチンを見たとたん、なぜか無口に。翌日「友達に戻りたい」と急に振られてしまった。やっぱりシンクに洗っていないお皿が山盛りだったのが、まずかったのかしら。

散らかった部屋や時間にルーズな面は「だらしない人」「信頼できない人」という印象を与えてしまうでしょう。そもそも、女子ってそういうことはしないというイメージをもっている人もいるんですよね。だから、仕事だけではなく、恋人や友達としても、信頼できない人と思われてしまうかもしれません。

これぐらいは、遅刻しても大丈夫。
これぐらいのだらしなさなら、怒られないだろう。
そう思っても、相手にとっては、とても不快で許容範囲を超えているということもあるのです。

人の受け止め方はいろいろ。自分の感覚が、相手と同じとは限りません。

とくにADHDガールは、ちょっと自分に甘いこともあるので、要注意。遅刻などが自分としては単なる「不注意」の結果であっても、相手には「わざと嫌なことをしてるんだ」と受け取られかねません。

わざとではないと理解してくれている人も、あまりにも頻度が多いとうんざりしてしまいます。

まずは、自分の不注意が、相手を不快にさせ、人間関係に悪影響を及ぼす可能性があるのだということを自覚しましょう。

具体的な改善策は、2章以降のケースで紹介していくので、自分に合いそうなものから始めてみてください。

信頼を　失う前に　事前の手

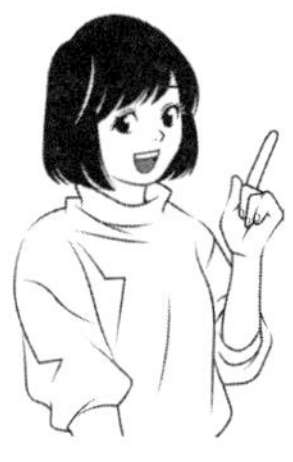

ADHDガールの3つの特徴
その② 多動性

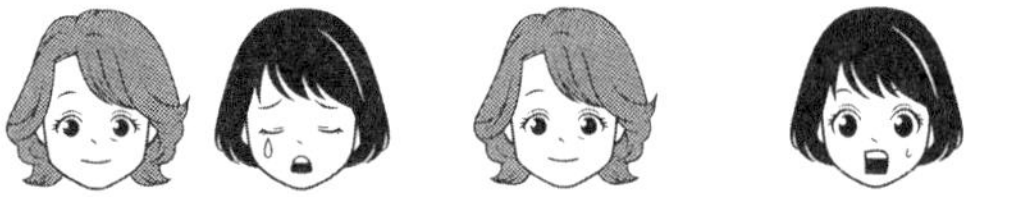

昔、彼氏にもらったピアスをすぐなくしてしまい、「俺のこと好きじゃないの？」って言われてしまったことがありました。うっかりモノをなくしてしまうのと、彼への気持ちは別モノなのに。

そう受け取られてしまうのは、仕方ないかも。まあ、「不注意」のように、自分がやってしまったことが明確ならまだわかりやすいわね。でも、心当たりがないのに避けられてしまうこともあるのよね。

たしかに…大学の友達になぜか避けられて傷ついたこともありました（涙）

もしかしたら、それは2つめの特徴「多動性」の影響かもしれないわ。

体だけではない、頭の中でもある多動性

ADHDガールの特徴の2つ目は「多動性」です。

「多動性」とは「じっとしていられない」「落ち着きがない」ということ。

子どもの頃は、ちょろちょろしていたり、手遊びが多かったり、先生から「落ち着きがない」と言われていたかもしれません。

大人になって、ある程度コントロールができるようになっても、長時間の会議が耐えられなかったり、人の話を落ち着いて聞けなかったりしがち。また、貧乏ゆすりをしたり、ペンをくるくる回したり、何かと席を立ったり、落ち着かない行動をとってしまう人もいるでしょう。

頭の中がいつもあれこれ考え中で落ち着かないタイプの人もいます。頭の中多動性は不注意にもつながり、すぐ気が散ってしまったり、段取りよく作業す

るのが難しくなったりします。

「あの書類をまとめなきゃ。えーっとまずは資料を棚から取って」
←
「棚がホコリだらけだなー。いいクリーナーがあるかどうか検索しよう」
←
「検索、検索。へー！ この新刊ベストセラーなんだ」
←
「あれ？ 何やってたんだっけ？」

このように考えが次々と移って、行動がままならないことも多いのです。

別に自分がそわそわバタバタしてても、人間関係には関係ないのでは？ と思われるかもしれませんが、そうとは言い切れません。

ケース2

家事は苦手だけど、思いつくとわーっと一気にやるタイプ。彼と一緒にリラックスしているとき、急に掃除をはじめたら、「今、くつろいでいるんだよ。君と一緒にいると落ち着かない」と言われてしまった。

自分のペースでバタバタと動くことで、一緒にいる人を不快にさせたり、疲れさせたりしてしまうことがあります。また、考えがとっちらかったまま話すために、会話の相手を混乱させたり、うんざりさせたりしてしまうことも。

人にはそれぞれ自分のペースや考えるスピードがあります。ADHDガールがバタバタとガサツに動いたり話したりすると、周りの人は疲れてしまいます。

「交際が長く続かない」「なぜか周りの人にめんどくさがられる」なんてことがあったら、唐突に動いたり、自己中心的に話したりしているからかもしれません。気心の知れた友達に、あなたの様子を聞いてみてもいいですね。

ドタバタが気にならないのはあなただけ

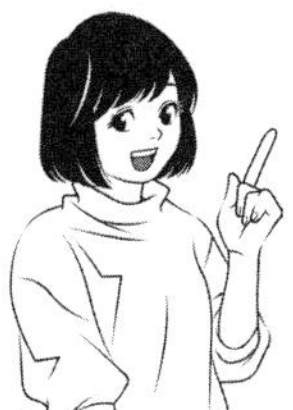

ADHDガールの3つの特徴 その③衝動性

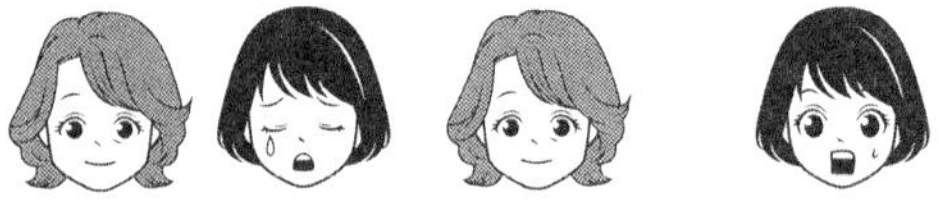

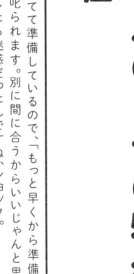

会議の前はいつも慌てて準備しているので、「もっと早くから準備しておけよ」と上司に叱られます。別に間に合うからいいじゃんと思ってたけど、周りからしたら迷惑だったんですね、ショック。

そうね。集中して仕事している人にとっては、あっちでバタバタ、こっちでバタバタなんて、ちょっと迷惑よね。口に出して言う人はいないかもしれないけれど。

う〜ん。気づきませんでした。

「多動性」に比べると、最後の「衝動性」はもっとやっかいよ。詳しく見ていきましょう。

トラブルに発展しがちな「衝動性」

ADHDガールの3つの特徴の最後は「衝動性」です。

「衝動性」とは、「待てない」ということ。

「今やりたい！」と思ったらすぐやってしまう。「今ほしい！」と思ったらすぐに買ってしまう。つまり、自分の欲望や感情に振り回されてしまうのです。抑えが効かない、我慢ができないといってもいいでしょう。

子どもの頃を振り返ると、「行列に並ぶのがとても苦手だった」「ほしいおもちゃがあると買ってもらえるまでよくダダをこねてた」という人も多いかもしれません。

ここからは、大人になって問題になるケースを、いくつか見ていきましょう。

ケース3

恋人ができても長続きしない。カチンとくると言いすぎてしまうし、嫉妬心が抑えられなくて、束縛してしまう。

ケース4

友達に「そういうところがダメなんだよ。○○さんもムカつくって言ってたよ」と言わなくていいことを言って怒らせてしまった。

ＡＤＨＤガールは、感情的になったり、思いついたらすぐに口に出したりするので、相手の話の腰を折ってしまうことも。人の言葉の続きを言って、話を乗っ取り、自分の話す順番が待てない人もいます。

別に悪気があるわけでも、相手を邪魔しようとしているわけでもないのに、配慮の足りない言動で恋愛や人間関係においてトラブルが起きてしまう。

そして、トラブルによって人とうまくやれない自分に自信がなくなり、幸せに生きていくために必要な自己肯定感をも低下させてしまうこともあるでしょう。

カッとなったら、ちょっと立ち止まってみる。

相手に伝える前に、傷つけないかどうか考えてみる。

そうした「ちょっとだけ待つ」「一瞬考えてみる」ことが、ADHDガールにとって、とても大切なことなのです。

怒りや嫉妬を抑えられず、恋人と長続きしない。ついカッとなって、人と衝突してしまう。そんな残念な失敗を繰り返さないために、すぐに反応せず自分を抑える心がけをしていきましょう。

ADHDガールのなかでも、多動性、衝動性の目立つ活発で行動的なタイプと、ゆっくりペースで不注意が目立つタイプがいます。また、3つのすべての特徴をもってるタイプもいます。それぞれ似ているところと正反対に見えるところもありますが、自分に合っているところを活用してください。

ちょっと待て　衝動性への　常備薬

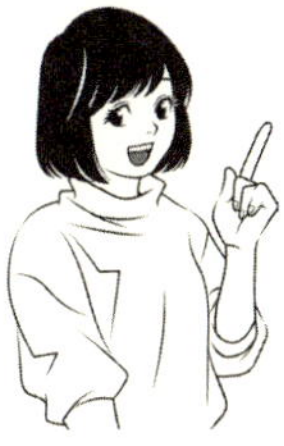

ＡＤＨＤガールは記憶のお盆が小さい？

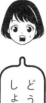

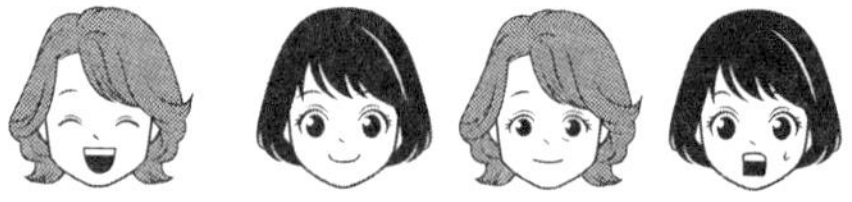

どうしてＡＤＨＤガールには、この３つの症状があらわれるんでしょうか？

主に脳の「前頭前野」と「側坐核」に原因があるとされているわ。

「ぜんとうぜんや」と「そくざかく」？　ちゃんと脳に原因があるんですね。理由がわかると少しほっとします。

そうね。ＡＤＨＤガールの脳の特徴について、少し勉強していきましょう。

ADHDガールの脳の特徴

「前頭前野（ぜんとうぜんや）」は脳の司令室みたいなもの。感情や思考、運動をコントロールしたり、過去の記憶や情報をまとめて整理したりして、指示を出してくれる場所です。

「側坐核（そくざかく）」はやる気を持続させる場所。

ADHDガールの脳では、この2つの領域でドーパミンなどの神経伝達物質がうまく働かないため、先の予測を立てて行動したり集中力を持続させたりするのが困難……なんてことが起こっているのです。

「記憶のお盆」が小さい

もうひとつの特徴はワーキングメモリー。ワーキングメモリーとは、脳内にある「記憶のお盆」みたいなものです。

「記憶のお盆」問題は様々なところであらわれます。

ケース5

「今日こそは部屋をきれいにするぞ」とお掃除開始。張り切ってかたづけをしている途中、友達からお誘いの連絡が。返事をして、何を着ていこうかと考えていたら、掃除をすっかり忘れ、出かけてしまった。

このケースでは、もともと「記憶のお盆」（ワーキングメモリー）の上に、「1．テーブルの上をかたづける」「2．テーブルを拭く」「3．掃除機をかける」などが乗っています。

そこでＬＩＮＥのメッセージが来ていることに気づきます。「記憶のお盆」には、「4．スケジュールの確認」「5．ＬＩＮＥの返事」「6．着ていく服を探す」など新たなタスクが加わります。

定型発達の人の場合は、たとえ新しいタスクに先に手をつけたとしても、元々取りかかっていたタスクを思い出して、また掃除に戻るもの。

しかし、ＡＤＨＤガールは、ワーキングメモリーが小さいため、新しく楽しいタスクが入った時点で、最初にあった部屋の掃除というタスクがこぼれ落

ちてしまうんです。

このワーキングメモリーの問題は、日常や仕事の場面はもちろん、人間関係にも影響を与えます。

たとえば、忘れっぽさのせいで、過去の会話の蓄積から相手のタブーな話題を避けることができず、無自覚に相手を怒らせてしまうことも。

ワーキングメモリーの小ささを補強するには、とにかくメモをすること。手帳とペンは必ずもち歩き、「うっかり」を防ぐリマインダーにしましょう。

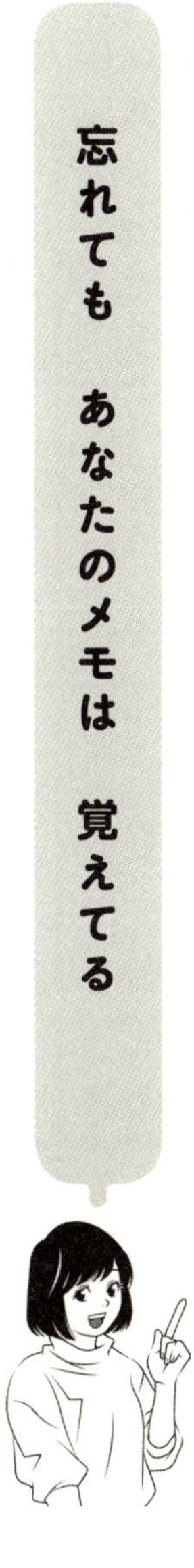

ADHDガールの脳のなかには「ヤンチャ君」がいる!?

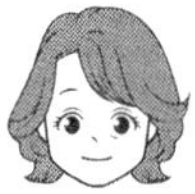

もうひとつだけＡＤＨＤガールを理解する上で知ってほしいイメージがあるの。ＡＤＨＤガールの脳のなかにはいたずら坊主の「ヤンチャ君」が住んでるって想像してみて。

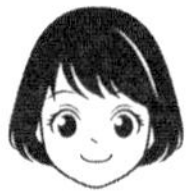

えっ、なんですか？　急にファンタジー♡　どんな男の子なんですか？

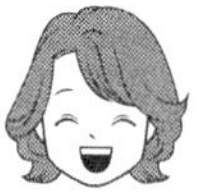

とにかく楽しいことが大好き。わがままで、「したいことは今すぐしたい！」「嫌なことはしたくない！」「ねえ、楽しいことしようよ」って感じね。今を生きてるのよね。そして、もう一人がマジメな「コーチ」。合理的な判断をしてくれる先生みたいな存在ね。この二人のキャラクターについて説明しますね。

ヤンチャ君とコーチ

定型発達の人の場合、目先の楽しさにとらわれず、より大きな大事な目標のために行動します。

常にコーチが司令室でハンドルを握っているので、困ったちゃんのヤンチャ君が「楽しいことしようよ」と誘惑しても、「あと30分だけやってみよう」「今やらないと明日、困ってしまうよ」とやるべきことを確認し、先導してくれます。

コーチは、過去の失敗から学び未来を予測し、よりよい判断をしようとする大人な存在なのです。

でも、ADHDガールの場合は、ヤンチャ君が土壇場までハンドルを握ってしまうのです。コーチもハラハラ横で見ていますが、ヤンチャ君のパワーには勝てず、ハンドルは握れません。

そして、「締め切りに遅れそうだ」「上司に叱られた」などとパニックになると、ヤンチャ君がふてくされたり、逃げ出したりします。そこで、はじめてコーチがハンドルを握ることになります。

「さあ、大変だ」と必死で頑張ってなんとかなることもありますが、もう手遅れだということも…。

たとえば、1週間後に提案書の締め切りがあるとき、普通はこんな感じで進めていくでしょう。

【1週間前】ヤンチャ君「大変だ、難しそう」
コーチ「まあ資料だけ読んでおこうか」→資料を読む
【3日前】ヤンチャ君「飲みに誘われたから行きたいな」
コーチ「大まかな流れだけ作ろう」→作る
【前日】ヤンチャ君「だいたいできたから、終わりだ」
コーチ「モレがないか見直ししよう」→見直す

一方、ADHDガールの場合はこうなります。

【1週間前】ヤンチャ君「めんどくさいなあ」↓やらない
【3日前】ヤンチャ君「もう飲みに行っちゃおう」↓やらない
【前日】ヤンチャ君「明日締め切りだあ、なんとかしてコーチ」
コーチ「えええ！　いまさら無理だよー」↓大パニック

「不注意」「多動性」「衝動性」の中でもとくに「衝動性」は、ヤンチャ君がハンドルを握っていることに起因します。

ポイントは自分はヤンチャ君に乗っ取られやすいことを自覚し、内なるヤンチャ君をなだめて、うまく付き合っていくこと。

衝動的になったときには、ヤンチャ君がハンドルを握っているんだと、イメージすること。そして、それをコーチになだめてもらう。そこまでをセットで映像にして思い浮かべれば、少し冷静になれるでしょう。

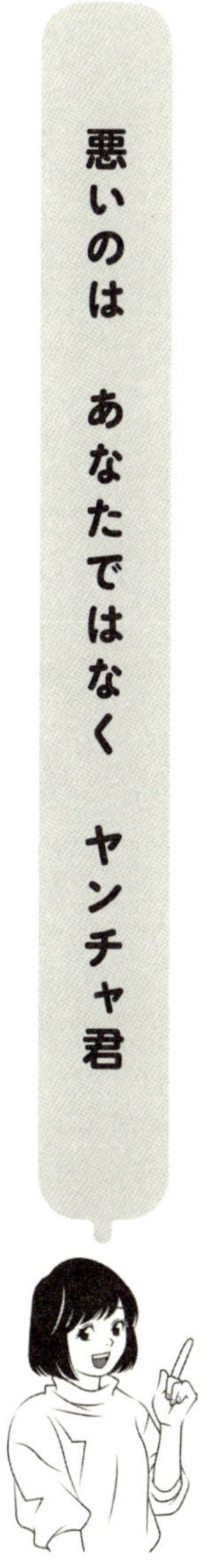

ADHDガールの強みとは

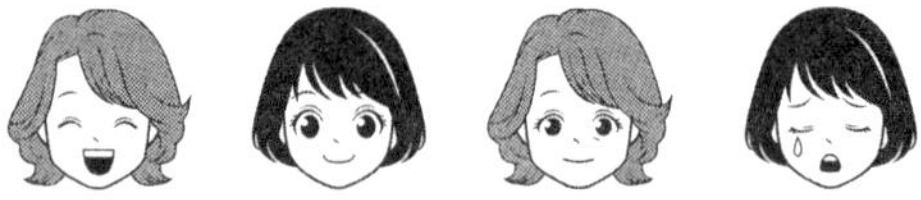

ADHDガールには、克服しなくてはいけない特徴がたくさんあるんですね。頑張らなくちゃ…。

そうね。でもADHDガールには他の人にはないよさもあるわ。

それは、ほんとですか？（涙）もし、そうだとしたら、少し勇気がわいてきます。

よかった。大変なことがある分、いいところもたくさんあるのよ。

行動的でエネルギッシュ

忙しい職場でやるべきことをテキパキとこなしていく、こっちで呼ばれれば対応し、別のところでトラブル発生となれば駆けつけるというように、いい仕事ができることもあります。

「これはいい」と思った仕事には素早く取りかかり、情熱をもって仕事をこなして活躍している人たちも少なくないでしょう。こんな例では多動性は、活動性の高さとして評価されます。

俊敏で情熱的

じっくり考えてからでなければ動けない人とは対照的に、「ここは今すぐやるべきでしょ!」というときに、計算や前例にとらわれずやるべきことをやれるタイプのADHDガールもいます。

落ち着いた人から見れば、何もわざわざあんな大変な仕事に手をつけなくてもという場合でも、「ここはやるべきですよ」と力強く行動できたりします。

先例がないからとか、リスクが高いからと他の人が回避しそうなことにも、他の人がどう思うかしらなんて気にしないで、率先して動くことができるという頼もしい部分があるのです。

先読みしすぎない面は、何か大事な目的のために情熱的な向かっていけるという強さになるのです。

新しい物好きで、ユニークな発想

不注意や落ち着きのなさは、ひとつのことに没頭せず、いろいろなことに注意が向く傾向といえます。その興味の幅の広さで思ってもいなかった発想が浮かんだり、ユニークな思いつきをしたり、思いがけない人とのつながりをつくったりと、想定外の仕事につながるかもしれません。

ルーティンワークをきちんとやる、決められたマニュアルに沿って正確にやるという枠にとらわれず、人が「え?」と思うような意表を突く発想をして、素晴らしい創造物を作り上げる人もいます。

愛嬌のある振るまい

衝動性は、どんな相手にも物怖《ものお》じせず積極的に話しかけられるという長所になることもあります。
愛嬌《あいきょう》がありどんな人とも気さくに関係をつくれるという長所がある人は、仕事でも、プライベートでも、そのよさをいかしていけるといいですね。

人それぞれ特徴は違うので、全てに当てはまるわけではないとは思います。でも、ＡＤＨＤガールは素敵な原石をたくさんもっています。それをうまくいかせば、細かい欠点をカバーできる魅力にもなるはず。
本書のいろんなアドバイスを使って、困っている部分を整え、いい面を伸ばしていけるといいですね。

前を見て　伸ばしていこう　いいところ

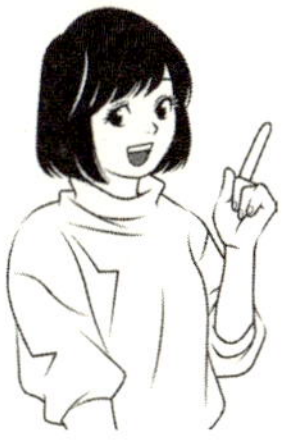

ゆるっと川柳
まとめ

理解して　工夫をしよう　脳のクセ

責めないで　自己肯定感　育てよう

信頼を　失う前に　事前の手

ドタバタが　気にならないのは　あなただけ

ちょっと待て　衝動性への　常備薬

忘れても　あなたのメモは　覚えてる

悪いのは　あなたではなく　ヤンチャ君

前を見て　伸ばしていこう　いいところ

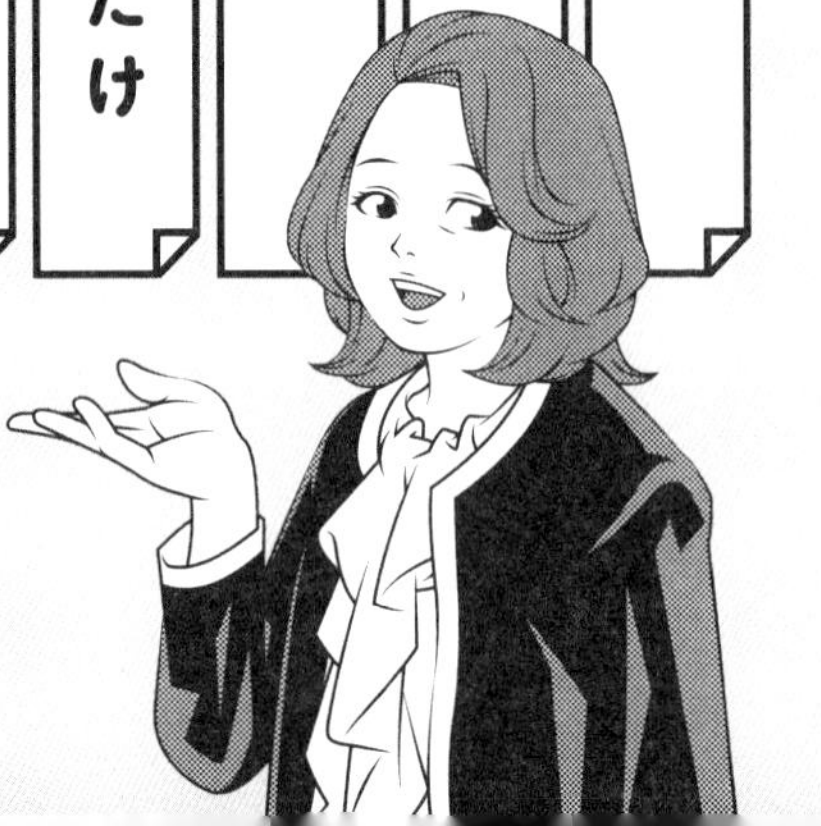

第2章

ADHDガールの恋愛

振られる理由は
こんなところに？

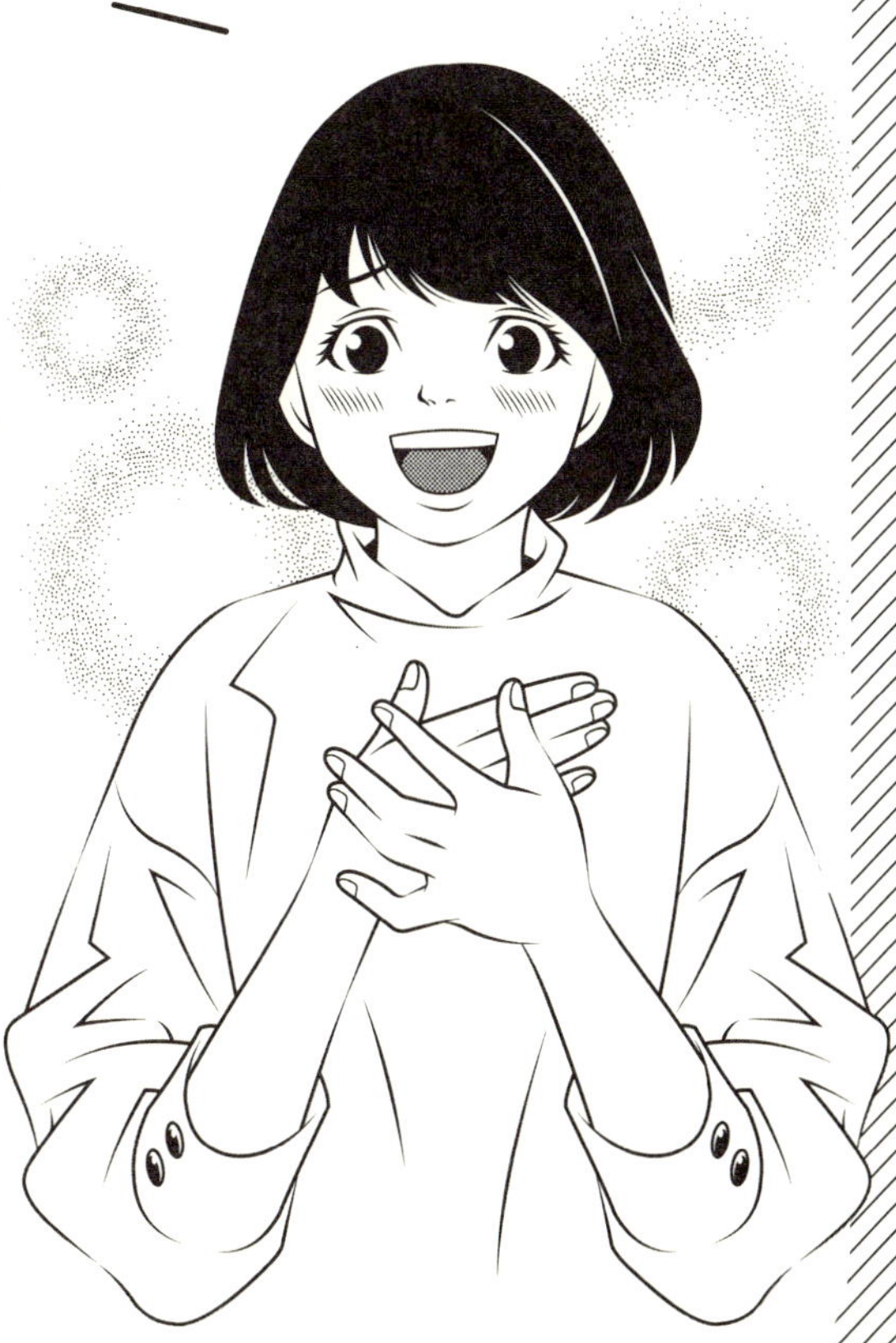

恋愛にのめり込みすぎてしまう

ケース1

恋をすると彼のことで頭がいっぱい。仕事に手がつかなかったり、LINEの返事や彼の態度を思い出して不安になったり。あげくの果てに「重たい」と振られてしまう。

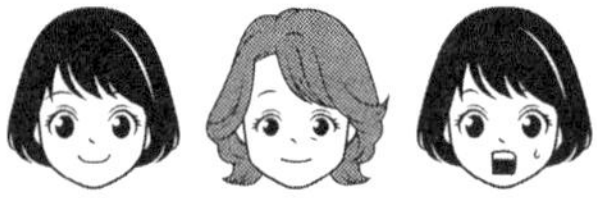

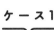

たしかに、恋するとそれで頭がいっぱいになっちゃうかも。

占領されやすい脳なのよね。この章では恋愛について考えていきましょう。

はい！ 今、好きな人がいるのですぐにでもなんとかしたいです。

恋するADHDガールが苦手なこと

「好きな人とうまくいきそう！」↓仕事に手がつかない。

「彼のLINEの返事がそっけない！」↓やっぱり仕事に手がつかない。

ADHDガールはいいときも悪いときも、恋愛に振り回されがち。ヤンチャ君は楽しいことはもちろん、悲しみや不安にも反応しやすいのです。


また思考の「多動性」にも原因があります。

「この書類をやらないと……ていうか、なんで彼、LINE既読スルーなの？やっぱりもらったピアスをなくしたこと怒ってるのかな？でも彼だって、私があげた手袋なくしたことあったし……あれ？マフラーだっけ？」

などと、あっちこっちに思いをめぐらせ、なかなか仕事に戻れません。


もともと小さめな「記憶のお盆」に「彼のこと」が載っていると、ミスも増えますし、うまくいく恋愛もうまくいかなくなってしまいます。というのも、あなたがあれこれ考えているとき、彼は仕事をしているから。

「なんで既読スルーなの？」

「ごめんごめん、部長と打ち合わせしてて」

「この前のこと、怒ってるんでしょう？　なくしたピアスのこと」

「忘れてたよ」

「私、ずっと悩んでたのに！　怒ってないなら、ちゃんとＬＩＮＥ返して」

「う、うん（なんか、重たいな……）」

こうして結局、別れを告げられてしまう、なんてこともあるでしょう。

必要なのは、「いったん脇に置いておく」こと

彼の期待外れの反応に「嫌いになったのかな」などと不安が湧いてきても、仕事中は目の前の作業をやりとげる。

一度気になったら、そのことで頭がいっぱいになってしまうＡＤＨＤガールには、こうした「置いておく」スキルを身に付けてほしいのです。

スキル１　「思考の時間割」を作る

仕事中に彼のことを考えそうになったら「17時から」などと時間を決めます。

スキル2　ネガティブな思い込みに気づく

「自分はネガティブな想像を膨らませてしまうタイプ」と知っておくこと。「仕事が忙しいのかも」「疲れてたのかな」など相手の立場を考えるようにすると、状況が見えやすくなります。

スキル3　食事や睡眠など丁寧に生活する

ひとつのことで頭がいっぱいにならないように、日常を丁寧に過ごして、冷静さを取り戻すことが大切です。

朝、時間に余裕をもって太陽を浴びる習慣をつける。夜はゆっくりお風呂に入り、一日のできごとを振り返る。植物などを育ててみるのもいいかもしれません。

丁寧に生活しながら一人の時間を大事にすることで心を落ち着き、彼との時間を充実させることにつながるのです。

彼のこと　いったん置いて　別のこと

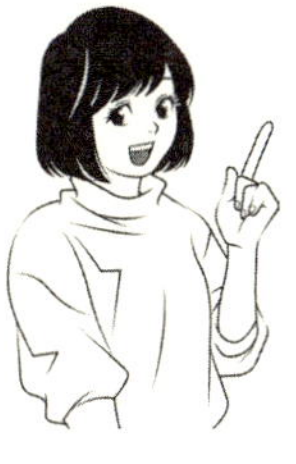

感情が抑えられない

ケース2

彼と久しぶりのデートの約束。ワクワクしながらメイクを直してたら、「ごめん、急に残業になっちゃって、別日に延期してもらえない？」とメッセージ。つい、「もういいよ！　そんなにデートがめんどくさいなら、別れよう」と返事してしまった。

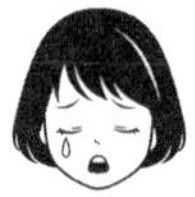

わかります。ついカッとなっちゃうんですよね。でも、後になって言いすぎたことを後悔して、落ち込んでしまうんです。

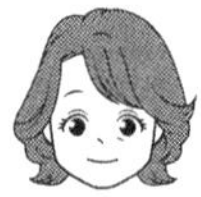

感情的になりやすい人もいるわね。後悔しなくてもすむように、対策を考えていきましょう。

カッとしたときの3ステップ

ＡＤＨＤガールの「衝動性」はいろんな困った状況に関係していますが、なんといっても「衝動性」からくるトラブルナンバーワンは、「ついカッとなってしまう」ことではないでしょうか。

脳内のヤンチャ君は楽しいことが大好き。大好きな彼とのデートなんてもう大好物。「ネイルもヘアもＯＫ！」「メイクも直そうっと」「彼に会ったら、これ話そう」……ワクワクモード全開です。そんなときに、デート延期の連絡。


ヤンチャ君はガーンと衝撃を受けます。

「こんなに楽しみにしてたのに、なんでこんなに悲しいことが起きるの！」

「どうにかして楽しいことをキープできない？」

うろたえたヤンチャ君は、つい「別れよう」と心にもない返事を送るのです。

あとから考えたら、「仕事じゃ、しょうがないよね」と考えられるのですが、とにかくカーッとなった瞬間は止まれません。こんな場合はこの3ステップ。

ステップ1　まず止まる

とにかく、カーッとなったら止まること。赤信号など「ストップさせるもの」を頭の中にイメージして、深呼吸をします。

ADHDガールにオススメなのが、ストップを意識できる赤色のかわいいヘアゴムをブレスレット代わりにつけて、怒りそうになったら、パチンとはじく。これを自分へのストップサインにしましょう。

ステップ2　ヤンチャ君をイメージする

今自分が感じているムカムカは、自分の本当の感情ではなく、ヤンチャ君が騒いで私の思考を乗っ取っているとイメージしてみます。こうすることで、感情を客観的にとらえられるようになります。

ステップ3　コーチを呼んでくる

ADHDガールの脳では、普段すみに追いやられている指南役、コーチを呼んで、ヤンチャ君に話しかけてもらいます。

「ヤンチャ君、楽しみにしてたのに残念だったね」

「仕事じゃしょうがないよね。彼の気持ちを考えられたのはえらい！」

「次のデートは、すっごくおいしい店に連れてってもらおうよ」

この一連のプロセスでずいぶん感情が落ち着いてくると思います。

それでも落ち着かなかったら、体調不良の可能性も。生理前は感情が高ぶってしまうPMS（月経前症候群）かもしれません。低気圧など気候によって精神状態が不安定になる場合もあります。

また約束を破られることがトラウマになっている人もいるかもしれません。「元彼に別れを切り出される直前にいつも約束を破られた」ということがあった場合、「約束を破られると別れが近い」と思い込んでいることも。


自分はどんなときに、どんなことで、カーッとなるのかを把握し、とにかく落ち着いて3ステップでトラブル回避です。

冷静さ　3ステップで　取り戻す

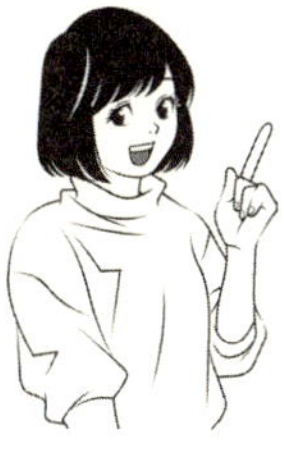

ダメ男を選んでしまう

ケース3

周りの人からは、いつも「なんであんな男と付き合ってるの？」と言われてしまう。ちなみに今、好きなのは、既婚者。二人の関係に未来はないとわかっているのに、ずるずると関係を続けてしまう自分がイヤ。

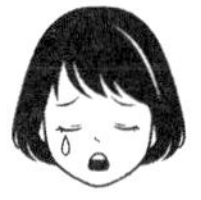

私もよく友達にこんなふうにあきれられる。「あなたっていつも難しい人とつきあうわよね。他にもっといい人がいるでしょ」って。

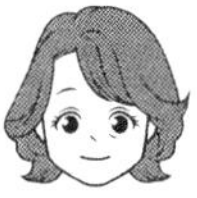

そうね。ＡＤＨＤガールは、どうしてあんな人と付き合っているのと思うような人を選ぶことも多いわね。これも今を楽しみ、先のことをあまり考えない特徴からきているのよね。理性では「ダメ」とわかっていても、ずるずるいってしまうのね。

ADHDガールの選ぶ相手

優しさより、かっこよさ。
誠実さより、面白さ。
安定性より、刺激。

こんな観点でパートナーを選びがちなので、遊ぶには楽しくても先が見えない人と付き合うことも多いようです。次のようなパターンがあります。

パターン1　浅はか無防備ガール

相手のマイナスポイントをあまり大事に考えず、むしろそれを魅力と勘違いしてしまうような人もいます。

先のことを考えず今を楽しむような傾向です。将来への打算がないともいえますが、考えが浅く無防備だともいえます。

パターン2　聞き耳もたずに燃えあガール

恋に夢中になって、周りが見えなくなり、相手の欠点や将来設計への考え方の違いなどに気づけない場合もよくあります。これは、根本的に愛情が不足しているから早く満たされたい気持ちと、刺激を求めやすい傾向が原因です。

落ち着いて考えれば、付き合わないほうがいい相手だとわかることも、恋に落ちやすいＡＤＨＤガールは、よく考えないで衝動的に判断してしまうのです。コーチにヤンチャ君を説得してもらったり、友達に相談したりしてから、冷静になって、相手を選ぶようにしましょう。

パターン3　衝動に身を任せたガール

押しの強い男性や刺激的な男性の誘いを断れないという人もいます。いざ付き合っても短期間の関係に終わってしまい、周囲から「遊び好き」と誤解されてしまうことも。

恋を楽しむのはいいですが、衝動に身を任せた結果、悲しい思いをしたり、人間関係を悪化させたりする可能性がないかを考えるようにしましょう。

決断を先延ばしにしてしまう脳

脳内のヤンチャ君は楽しいことが大好きなので、どうしても「目の前の楽しいこと」に飛びついてしまいがち。「未来を考えたら、このままじゃいけない」とはわかっていても、その決断を先延ばしにしてしまうのです。

これは「めんどくさい書類作成を先延ばしにしてしまう」「ややこしいメールの返事を先延ばしにしてしまう」のと同様の「脳のクセ」のひとつ。

恋愛においては、「ダメ男となかなか別れられない」「腐れ縁の男を手放せない」なんて状況にもなりやすいでしょう。

まずは、今の状態が本当に自分にとっていいことなのか考えてみてください。

ダメ男なら、このままつきあっていて明るい未来はあるのか。

不倫であるならリスクを考えてみます。慰謝料を請求される可能性もありますし、仕事などのポジションを奪われることもあります。

好きな男の忘れ方

別れる決意ができても、ADHDガールは「会いたい」という気持ちを優先させてしまいがち。ワーキングメモリーが小さいため「会ってはダメ」ということをつい忘れてしまうことも。次の3つのコツを試しながら、頑張ってみましょう。

忘れるコツ1　30日情報を遮断し他のことも考える

きちんとお別れの言葉を伝えたら、SNSのフォローを外し、ラインはブロック。この期間は、相手の情報に一切触れないようにしましょう。

ADHDガールは情報に触れるとついつい心が動かされてしまうため、「情報断ち」が一番効果的。どんなに「つらいのイヤ！」「会いたい！」とヤンチャ君が騒いでも、30日間ふんばりましょう。我慢できたら、かわいいイヤリングを買う、など自分にごほうびをあげることを考え、そちらに集中します。

忘れるコツ2　転地療法をする

思い切って旅行や引越をするのも有効。彼とつきあっていた頃、「このカップでコーヒー飲んでたな」「いつもソファのこっち側に座ってたっけ」など思い出してしまうのを避けましょう。

そのためには、視覚情報を変えること。元彼グッズを捨て、旅行や引越で新しい風景に触れれば、彼のことも忘れやすくなるでしょう。

忘れるコツ3　その恋をふりかえる

これはつらいけれど、なぜ別れることになったかを紙に書いて整理してみましょう。自分の行動の何がいけなかったのか、彼のどんな言動に錯覚してしまったのか。

振り返るのはめんどうだし、まだ傷口は痛むけれど、しっかり考えてみましょう。同じようなパターンをくり返さないように。次の恋愛では、もっとあなたにふさわしい人と心を通いあわせられるように。

30日　数え終われば　立ち直る

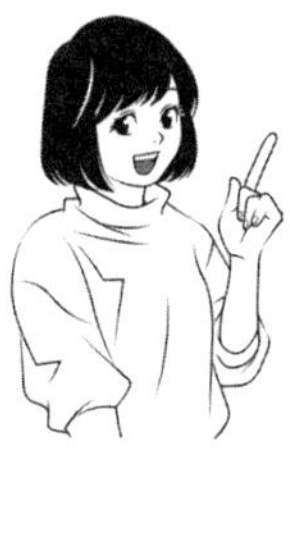

気づくといつも振られている

ケース4

好きな人といい感じになり、付き合いはじめても、なぜかいつも、突然向こうから別れを切り出される。とくに浮気をしたわけでもないのに、理由がわからない。最近は「また振られたらどうしよう」と恋愛が怖い。

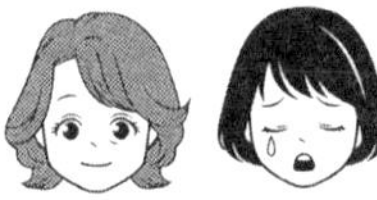

いきなり振られるのは、ショックすぎますよね。

うーん。これはいろんな可能性が考えられるわね…見ていきましょうか。

彼が別れを切り出す理由

別れの理由は人それぞれ。向こうから別れを切り出されたからといって、こちらが悪いとは限りません。相性の問題や縁がないだけかも。

でも「いつも振られてばかり」でつらい思いをしているなら、次のような可能性を探ってみましょう。

可能性1　相手を振り回している

「大好き！　今すぐ会いたい！」と言ったと思えば、相手が思うような反応をしないと突然怒ったり、すねたりする。はじめはかわいく見えても、彼もそのうち疲れてしまうでしょう。

相手がいくらあなたを好きでも、いつでもあなたの願いを叶《かな》えられるわけではありません。悲しい別れをもう繰り返したくないなら、ヤンチャ君に乗っ取られそうになっても、赤信号！

「今すぐ会いたいから、会おう！」ではなく、「会いたいけど、今は忙しい？」と相手の状況や気分を確認するクセをつけましょう。

可能性２　付き合いのペースが合わない

多くのＡＤＨＤガールは中途半端な関係を嫌います。少しずつ関係を深めていくのが苦手で、付き合いのペース、関係が成熟していくのにかかる時間が、じれったくて仕方がありません。

じっくりと時間をかけて少しずつ進めたいときに、せかされると困ってしまう男性もいるので、相手とのペースの違いには気をつける必要があります。

なかにはのんびりすぎるＡＤＨＤガールもいますが、相手のペースに沿うことも大切にしていきましょう。

可能性３　重たい女になっている

ＡＤＨＤガールは相手とテンポを合わせるのが苦手。返事が届かないのに、何度もLINEを送ってしまう、相手に比べて文章が長い、逆に短かすぎて何が言いたいのか伝わらない……なんてことも。

嫉妬や会いたいという気持ちを抑えられないことから、重たい女になる可能性も少なくありません。

あまりにも連絡しすぎだったり、それを相手にも求めると、男性からは「重たい」「めんどくさい」と思われてしまいます。連絡する頻度や文章の長さは相手に合わせるように心がけてみましょう。

可能性4　相手の言動を自分への評価だと思ってしまう

「最近、忙しい忙しいって言うけど、他に好きな子ができたのかも」

「セーターの毛玉を指摘されたけど、嫌われちゃったかな」

そんなふうに不安になりがちなADHDガールもいます。

もともと自己肯定感が低く、自分のことを「ダメ」ととらえがちなので、相手の言動を「やっぱり私、ダメなんだ」というネガティブ思考につなげがち。

そのため、彼は単に忙しいだけなのに、「デートできないって、私のこと好きじゃないんでしょ?」などと深読みして彼を疲れさせてしまう……。

ネガティブな気持ちになっても、深読みや先走りしすぎない。

彼のひとつひとつの言動を、あなたを好きかどうかという基準にするのではなく、相手の都合や家族のことなど、視野を広くもてるといいですね。

また、重要なのは、たとえ彼があなたを好きでなかったとしても、それはあなた自身の価値とは、全く別の問題だということ。彼や他の人がどう思おうと、あなたは存在しているだけで、価値のある素敵な人なのです。

可能性5　相手の反応に気づけていない

「突然別れを切り出された」と思っても、通常、別れのサインは事前に出ているはずです。ＡＤＨＤガールのなかには相手のサインに気づくのが苦手なタイプもいます。

そんな自分を把握して、デートしても彼があんまり楽しそうじゃない、上の空だったりするなど、相手の態度に「あれ?」と思うことがあったら、理由を聞いてみるのもいいかもしれません。

可能性6　そもそも身体《からだ》が目当てだった

相手のことをよく知らないうちに身体の関係になってしまうこともあるかもしれません。ちょっとフィーリングが合うと思って初対面なのに朝まで過ごし、次の日から音信不通に…。

そんなパターンではもともと身体目当てだったのかもしれません。そんな男は、さっさと忘れ切り替える。

そして、軽薄だった自分を反省して、次からは衝動のまま走らないように気をつけましょう。

可能性7　だらしない女だと思われた

これはＡＤＨＤガールあるあるのひとつ。きちんと対策をしていけるように、次の項目でくわしくお話ししていきます。

いつもなぜ？　ワケがわかれば　なおしてこう

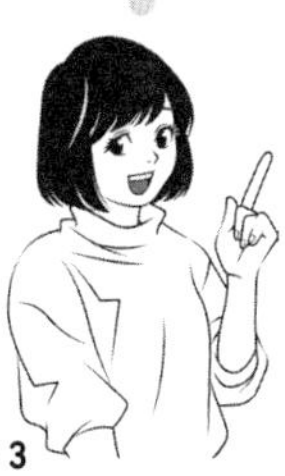

だらしない女だと思われてしまう

ケース5

大好きな彼とデート。着ていく服を夢中で選んでいたら、もうこんな時間！ 慌てて出かけたら、カバンの中も髪もグチャグチャ。しかもハンカチ、忘れちゃった。しょうがないから、トイレの後、手がぬれたまま、彼の元へ。そしたら、次の日から、彼がそっけない…。

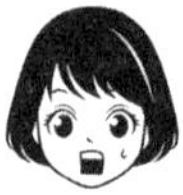

うわー。これ、私のこと！ たしかにだらしないですけど、それだけで振られることってあるんですか？

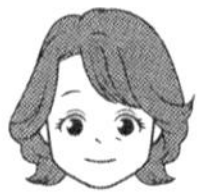

男性は女性にはきちっとしていてほしいみたいなのよね。ＡＤＨＤガールは、あんまり神経質な男性を選ばないほうがいいけど、だらしないと思われないように自分でも工夫するといいわね。

「だらしな振られ」回避のチェックポイント

ＡＤＨＤガールにありがちな「だらしな振られ（だらしなくて振られてしまう）」をなくすためのチェックポイントをご紹介しましょう。

チェック1　カバンの中味

書類がゴチャゴチャ！　メイク道具がむきだしでゴロゴロ！　なんて興ざめです。いつも探し物をしてるＡＤＨＤガールには、バッグインバッグがオススメです。ポケットがたくさんある薄手のバッグは整理しやすく、バッグを替えるときは、バッグインバッグだけを取り替えればいいというスグレモノ。

チェック2　お財布の中味

いらないレシートでパンパンなお財布を見て引かない男性はいないでしょう。お金が全然入っていないのもＮＧ。常に慌てていて計画性に乏しいので、「お金下ろすの忘れた！」ということが多いのです。

毎回「貸して」とお願いするのも相手からしたらいい迷惑。５千円だけカード用のポケットに入れておくなど工夫して、「残金ゼロ」状態をつくらないように。

チェック3　服装&靴

これはファッションチェックではなく「身だしなみチェック」。服を裏返しにして着ていないか、シミやシワはないか、ボタンは取れかけていないか、靴のつま先やインソールは汚れていないかチェックします。

洗濯が苦手な人は洋服を買うとき、洗濯しやすい服、汚れが目立たない服を選ぶのもポイントです。

チェック4　メイク直し

ＡＤＨＤガールは目の前のことに夢中になりやすいせいか、メイク直しもおろそかに。いつのまにか眉毛のない顔を彼にさらしていた、なんてこともあるかもしれません。デートのときはトイレに立ってメイクをチェック。

「彼を待たせちゃいけない！」と焦る人もいるかもしれませんが、ゆっくりでいいのです。急いでガサツより、ゆっくり丁寧を心がけましょう。

チェック5　忘れ物

ドジも最初のうちはかわいくても、携帯電話を忘れるなど、度重なれば彼も、うんざりです。お店から出るときは、見返り美人（席を立つとき後ろを振り返る）になるクセをつけましょう。

チェック6　部屋

部屋へ入れるときは、トイレとバスやキッチンなど水回りだけでもきれいにしておきましょう。ここここそが、「だらしない女とわかるゾーン」です。汚れたらウェットティッシュでさっとひとふきするだけでも違います。

だらしなさ　なおせばあなたも　素敵女子

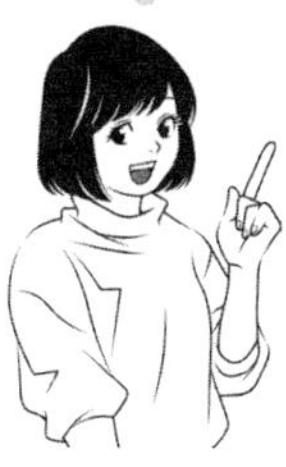

結婚につながらない！

ケース6

恋人と長続きしない。前の彼氏は面白いけど無責任な男で、こちらが疲れて別れてしまった。次は絶対責任感のある男！と思い、マジメな人とつき合ってみたものの、話が面白くなくて飽きてしまった。こんな私が結婚するにはどうしたらいいの？

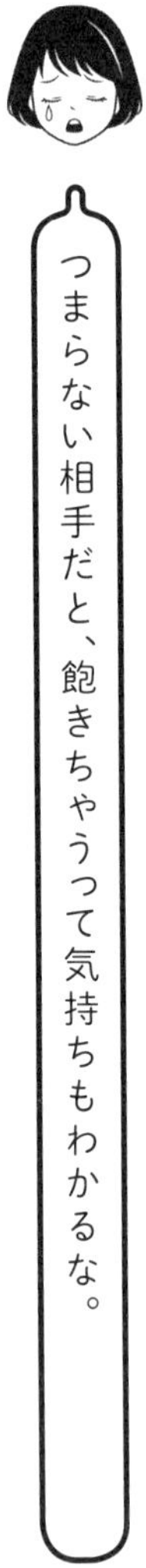
つまらない相手だと、飽きちゃうって気持ちもわかるな。

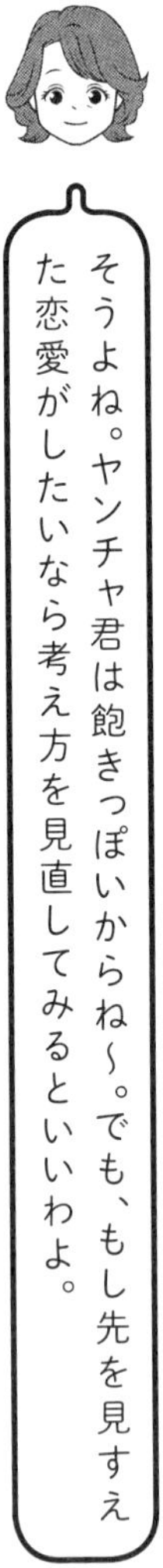

そうよね。ヤンチャ君は飽きっぽいからね～。でも、もし先を見すえた恋愛がしたいなら考え方を見直してみるといいわよ。

ADHDガールが結婚するには？

楽しいことが大好きなADHDガールは燃えあがるのも早いけれど、冷めるのも早い。

もちろん、恋を楽しむだけなら、衝動に身を任せるのもありかもしれません。面白男子とつきあいたいモードのときは、そういう人を探せばいいですし、マジメ男子とつきあいたいモードのときは、そういう人を見つければOK。

ただし、結婚したいとなると話は別。先を見すえたお付き合いを考えるなら、より慎重になる必要があります。

脳内のヤンチャ君が「なんか飽きた！」→離婚、「めんどくさくなった」→離婚。なんてことになれば、自分にはもちろん、周りにも多大な影響が出ます。

結婚に関してはしっかりコーチと相談する必要がありますね。

自分の特徴を受け入れてくれる人か。
一緒に生活して居心地がいいか。
お互い信頼し合えるか。
生活面での不安はないか。
家族ともうまくやれるか。
正直な気持ちを伝え合えるか。
……など、トキメキとは別次元の視点で考えてみてください。

結婚に臆病になる人も

ADHDガールのなかには結婚に臆病になっている人も。
掃除や洗濯など家事に苦手意識がある人も多いので、「ガサツな自分が結婚や育児をできるかどうか不安」ということもあるでしょう。

こうした結婚への不安感や恐怖心が、無意識に結婚につながらない恋愛、ワンナイトラブや不倫などを選んでしまっているのかもしれません。

もちろん、「結婚にも子どもにもあまり興味がない」という人は、独身生活を謳歌《おうか》するのもひとつの人生の選択です。

でも、あなたが実は結婚もしたいし、子どももほしいというのであれば、必要以上に怖がらないこと。少しずつやっていけば家事や育児のスキルはアップします。

ＡＤＨＤガールでも奥さんやお母さんをやっている人はたくさんいますし、足りない部分があっても、旦那さんやご両親などサポートしてくれる人の協力でうまくいっている家庭は多いものです。

「完璧にできないと失格」と思う人もいますが、7割できればよしとしましょう。多少部屋が散らかっていても、子どもがすくすく元気ならまずはOK。女性としての自信がなくても、少しずつ自信をつけていけばいいのです。

完璧に　できなくたって　幸せに

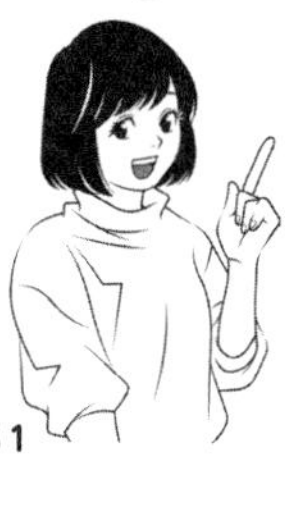

恋愛の絶対ＮＧ行動とは？

ケース7

素敵な人と出会い、意気投合。気がつけば、いつのまにかホテルに向かっていた。他にお店もないし、まあいいか。その日は、楽しいひとときを過ごしたけど、気がついたら生理が遅れている!!

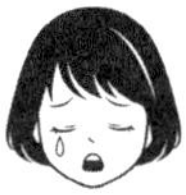

正直、言うと…私も後悔したことがあります。楽しいことに流されやすいので。

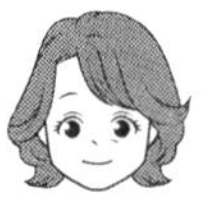

ＡＤＨＤガールたちにとくに気を付けてほしいのが、性交渉におけるリスク。後悔ですまないような、大きなリスクもあるの。ちょっとした不注意や衝動性で、男女関係において大きな犠牲を払うことになるのは、女性の場合が圧倒的に多いのよ。

衝動的な性交渉には、リスクがつきもの

ＡＤＨＤガールのなかには、夢中になりやすく、性交渉の機会が多い人もいるかもしれません。外国の統計では、ＡＤＨＤガールは十代などの若いときに妊娠する可能性が高いことがわかっています。

家族とうまくいかず、自分を求めてくれる人との深いかかわりに強い思いをもっていること。性交渉に伴うリスクをあまり考えないこと。避妊具などの用意をしないでコトに及ぶ傾向が多いことなども原因でしょう。

ロマンチックなイメージをもっている人、エンジョイする人。どちらも悪いことではないですが、不注意や衝動性に任せた性交渉には、リスクがあると理解し、十分に気をつけてほしいのです。

リスク1　妊娠の可能性

性交渉によって、一番心配なのは妊娠です。生理の周期が順調で、「妊娠し

ない安全な日」を予測している人もいますが、全くリスクがないわけではありません。どんなときも、必ず避妊具を使うことが重要です。

リスク2　性感染症にかかる可能性

性器から性器へと性感染症がうつる可能性があります。性器は粘膜でおおわれているので、感染に対するバリアが弱いのです。

ＨＩＶウイルスの感染症であるエイズ、淋病《りんびょう》や梅毒《ばいどく》などの危険もあります。多くの人と性行為を行うと、より感染するリスクが増えます。これを防ぐにも、コンドームの使用が不可欠です。

リスク3　子宮頸がんにかかる可能性

子宮頸がんは、比較的若い女性がかかることが多いがんです。原因は「ヒトパピローマウイルス」。これも感染症のひとつです。

欧米では思春期の女性が、子宮頸がんワクチンを接種するのが一般的ですが、日本では副作用が発現したために、現在は個人の判断に任されています。

初期ならば、子宮の入り口を切除するなどの手術で治療できますが、進行している場合は子宮摘出が必要な場合もあります。

リスク4　男性はコンドームが嫌い？

なかには、コンドームを使いたがらない男性もいるでしょう。あなたは、「愛しているんだから、つけなくていいだろ？」というような言葉に直面するかもしれません。

とくにADHDガールは、こんな甘い言葉に気を付けて。リスクの1～3を知っていれば、コンドームをつけない理由などないことは、もうわかっていますよね。

めんどくさがり屋のADHDガールでも、コンドームをかわいいポーチに入れて常にもっておくことはできるはず。自分の身は自分で守ること。これはなにより大切なことです。

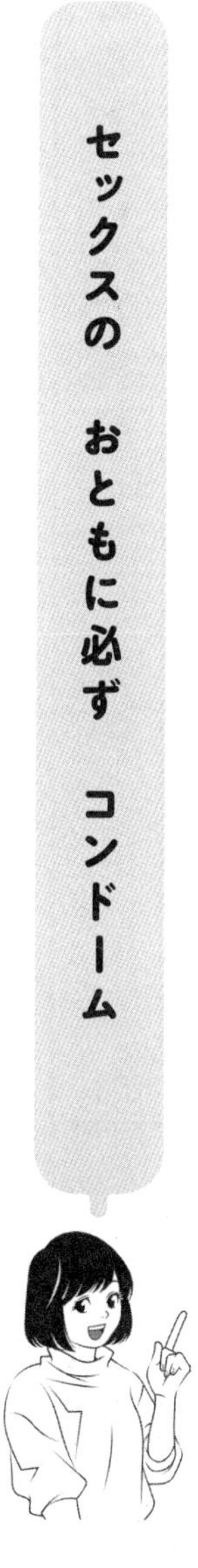

ゆるっと川柳
まとめ

彼のこと　いったん置いて　別のこと

冷静さ　3ステップで　取り戻す

30日　数え終われば　立ち直る

いつもなぜ？　ワケがわかれば　なおしてこう

だらしなさ　なおせばあなたも　素敵女子

完璧に　できなくたって　幸せに

セックスの　おともに必ず　コンドーム

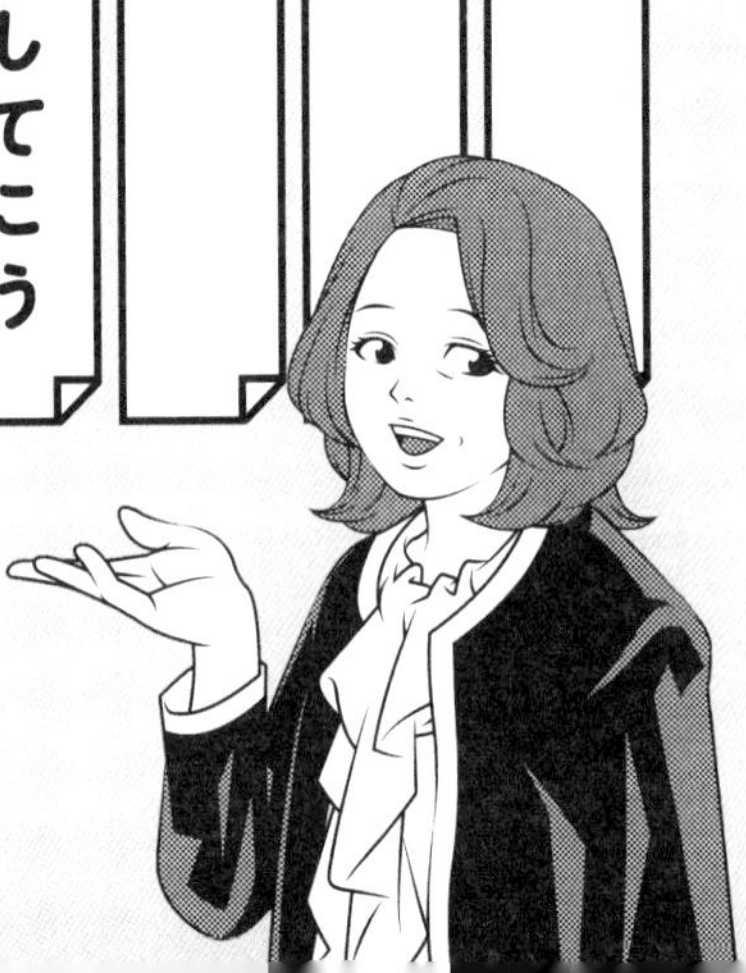

第3章

大切な絆をつなぎたい

ADHDガールの夫婦&パートナー

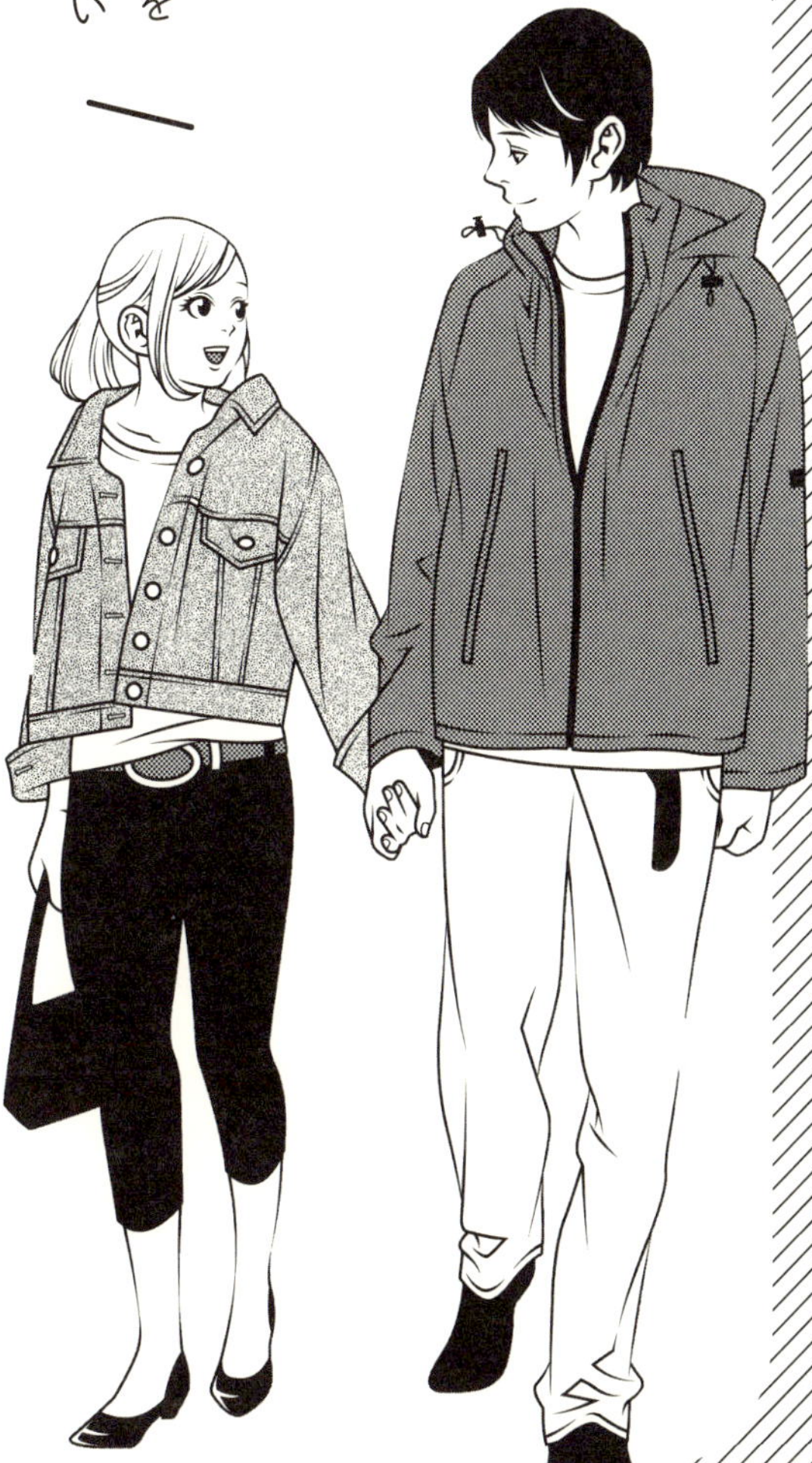

散らかしっぱなしで怒られる

ケース1

夫から「テーブルの上の雑誌、なんとかしろよ」「歯磨きのキャップ、また開けっぱなし…」なんて、かたづけについて指摘されがち。ダメな妻とへこみつつも、あんまり言われるとムカついてしまう！

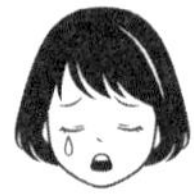

私も結婚したらヤバいです。今の散らかった部屋は好きな人には見せられない…。

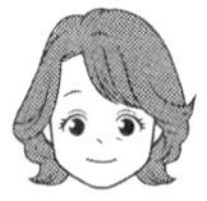

「かたづけられない」のもADHDガールの主な特徴のひとつなの。一人で散らかしている分にはいいかもしれないけれど、パートナーや家族と同居するとなると問題になってくるわ。この章ではこうした夫婦関係やパートナーとの関係についてお話ししていきますね。

なぜ、かたづけられないの？

ＡＤＨＤガールにはかたづけが苦手な人が多いです。他の人のきれいな部屋と、自分の散らかった部屋を見比べて、「私って、なんか変？」と自分のＡＤＨＤに気づくパターンも多いのです。

なぜかたづけが苦手なのか。これにはＡＤＨＤの様々な特徴が影響しています。

まずワーキングメモリーの問題。「使ったものを元に戻す」「脱いだ服をかたづける」などをつい忘れてしまう。

たとえば、使ったティッシュを捨て忘れていて、時々気になりつつもそれがテーブルを占拠するまでかたづけられない、なんてこともあります。

「多動性」もまた原因のひとつ。たとえば「雑誌を読んでいたら、気になる商品があって、スマホで検索したら、『そういえば似たようなもの買ったかも』と思い出して押し入れを探す。そのとき、旦那さんが帰ってきた」という場合。

旦那さんが目にするのは、開きっぱなしの雑誌、放り投げてあるスマホ、開けっ放し、モノが出しっぱなし押入れ……というみごとなゴチャゴチャの部屋ということになります。

つまり、思考や行動が多動であっちこっちに行くので、ひとつひとつしまったり、かたづけたりすることが難しいのです。

かたづけられない自分を責めないで

かたづけで悩んでるADHDガールは本当に多いです。ただでさえ自分でも引け目を感じているのに、いちいちそれを指摘されると、申し訳なさを通り越してムカついてしまう！ということもあるでしょう。

とくにパートナーがきれい好きな場合は「そこまで言うことないじゃない」「細かいんだから」と、ささいなことから二人の関係にヒビが入りかねません。とりあえず自分の特徴を把握して、なるべく負担を軽くするのがベター。「私、かたづけが苦手だから、お風呂とトイレだけはお願いできる？」「かたづけは一緒にやってもらえると助かるんだけど」とお願いしてもいいでしょう。

そのときに気をつけたいのは言い方。

「私、かたづけが苦手だからあなたがやってよ！」と開き直ると、パートナーも腹が立つでしょう。

ここは「ホメホメ作戦」を試してみてください。

「あなたって、ほんとかたづけが上手ね～。すごく器用なのね。私は料理担当大臣になるから、あなたは掃除担当大臣ね♪　ほんとに、助かるわ」などと褒めてみると、乗ってくれるパートナーもいるかもしれません。

ささいなことでも、やってもらったことには、感謝の言葉を必ず口にしてください。

もちろん、「自分でもできるだけかたづけよう」という気持ちも大切です。

具体的なかたづけ術は次のページで見ていきます。

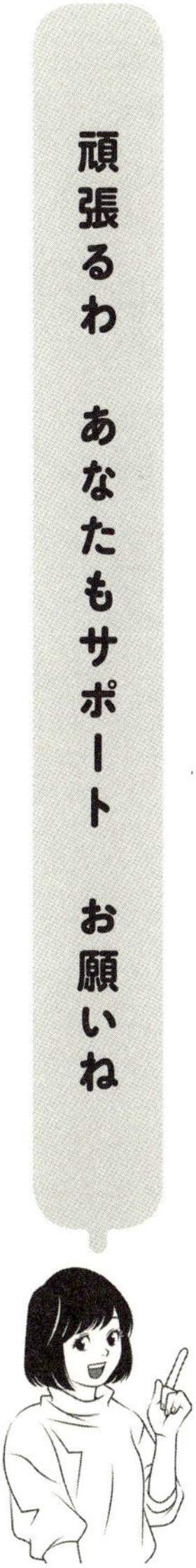

ADHDガールのおかたづけ作戦！

ケース2

今日は、いっきに部屋をかたづける日。リビングに散らばったゴミを捨て、洋服を洗濯機に放り込み、ふと手にした雑誌に読みふければ、もう夕食の準備の時間。まだ、風呂掃除もトイレ掃除もしてない。ああ、また夫にイヤミを言われちゃうかなあ…。

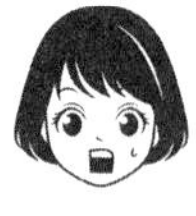

わー。ありますねえ。いざ部屋をかたづけようとしても、あっちをひっくり返し、こっちをひっくり返しで、結局ぜーんぜんかたづかないこと。

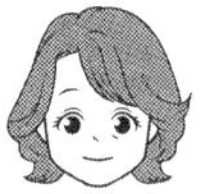

ＡＤＨＤガールのかたづけにはコツがあるの。工夫次第では、かたづけが少し楽になるかもしれないから、気に入ったものを試してみてね。

ヤンチャ君を上手に使う

ＡＤＨＤガールの脳の中は誘惑のいたずらっ子、ヤンチャ君の遊び場になっていることはお話ししましたね。

ある日、散らかった部屋にうんざりして、いざかたづけようと思ったとしましょう。ヤンチャ君は最初は張り切ります。

「いっきにぴっかぴかにしちゃうぞ！」

でも、散らかり放題の部屋はいっきにはかたづきません。すぐ飽きてしまい、昔のアルバムを眺め出したり、寝転んでスマホをいじったり…。

ヤンチャ君は「楽しいこと」「気持ちいいこと」がないと作業を持続することができません。

ＡＤＨＤガールのかたづけは、このヤンチャ君を味方につけられるかどうかが勝負。コツをつかんで、かたづけ嫌いを克服しましょう。

コツ1　一カ所ずつかたづける

ヤンチャ君は「ごほうび」がないと集中力を持続させられません。だから、いっきに広いスペースをかたづけようとしないで、1カ所だけと決めて、そこをピカピカにしてください。

「ピカピカで気持ちいい」というのがヤンチャ君の「ごほうび」になります。1カ所ピカピカになったら、ヤンチャ君はきっと楽しくなって「次もやる！」となってくれるかもしれません。

コツ2　「タイマーかたづけ」作戦

コツコツ手を動かすのは苦手でも、「10分後に友達が来るからかたづけなきゃ！」となると、とたんに実力を発揮するヤンチャ君。

普段のかたづけでも、ヤンチャ君のこのような「衝動性」をいかします。

テレビを観ながら、毎回のCMの間にリビングをどこまでかたづけられるか。

お湯を沸かしている間にどれだけお皿を洗えるか。

好きな曲が終わるまでに、トイレをどこまできれいにできるか。

時間制限があることで、ヤンチャ君ははりきって、テキパキとかたづけができるでしょう。

このかたづけが終わったらアイスを食べようなど、好きなもので時間を区切るのもポイントです。

ゲーム感覚でかたづけを

かたづけの基本は、モノの居場所を決めて、いらないものを捨てること。しかし、かたづけの苦手な人は「いらないものを選んで」「それを捨てる」という行為が大の苦手です。

「先延ばしグセ」のため、「これはいるか、いらないか」の判断を保留にしがち。そうなると、行き場のないモノたちは部屋中にあふれ出します。そして、ますますやる気がダウン。

手っ取り早く部屋をかたづけるには、「捨てるクセ」をつけるのがポイントです。めんどくさがりのＡＤＨＤガールにオススメなのが、ゲーム感覚でのかたづけ。

コツ3　「宝探し」ゲーム

ゴミ袋を用意して、「この袋1杯分、お宝を集める」と決めます。お宝とは、部屋のいろいろなところにある「いらないもの」。飲みかけのペットボトル、折れて使えない眉墨、使わない領収書…宝の袋がパンパンになるにつれて、部屋はすっきりしてきます。

ヤンチャ君は喜んで、「単にいらないもの」だけじゃなく、「よく考えたらいらないもの」を集めてくれるかもしれません。片づいた部屋を見て、ヤンチャ君が、これって楽しくて気持ちいいと思ってくれたらしめたもの。

これらは一例ですが、とにかく「かたづけられない自分を責める」のではなく、「自分が楽しめるようなかたづけ」を探してみてください。

特徴を　いかした楽しい　かたづけを

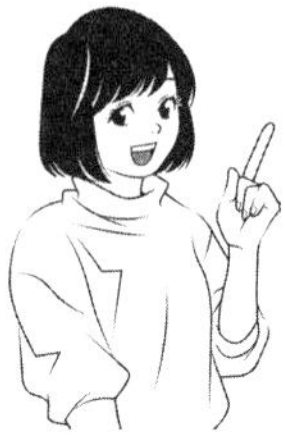

大切な約束を忘れてしまう

ケース3

友達との電話に夢中になっていて、婚約者との結婚式場の下見の約束をうっかり、すっぽかしてしまった。「俺のこと、好きじゃないんだね」と彼。「そんなことない」と伝えたけど、関係がギクシャクしてしまった。このまま破談になったらどうしよう。

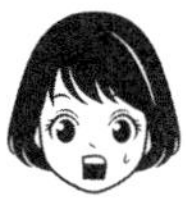

わー。これはやっちゃいましたね。でも、わかります！　大事なときに大事なことが抜けちゃうんですよね。これって、相手が好きかどうかとはまた違う話なんですよ。

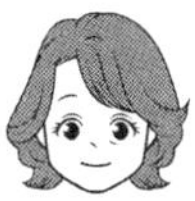

そうよね。でも、これじゃあ、「愛情がなくなったのかな」「あまり乗り気ではないのかな」と思われてしまうのも、仕方ないわよね。

「忘れる自分」前提で対処する

ADHDガールがついつい物忘れをしてしまう理由は、ワーキングメモリーが小さいため、いくつものことを並行して覚えておけないのです。

その上、やることを先延ばししがちなので、覚えることも増えていきます。

ポイントは「覚えようとする」より、「どこかに情報を保存しておく」ことです。

たとえば彼の誕生日なら、紙製のスケジュール帳やスマホのカレンダーアプリにしっかり入れておきます。SNSなどには友達の誕生日を知らせてくれる機能があるので、活用してもいいでしょう。

「二人でデートした店、すぐ忘れるよね」「俺の言ったこと全然覚えていないんだな」などと言われがちな人は、一行日記をつけるのも効果的。

情報をメモしておく場所は「この手帳」「カレンダーアプリ」など、1カ所に決めてください。「情報をメモしたけど、メモした場所がわからない！」というのも、ＡＤＨＤガールの周りですごくよく起こる珍現象ですから。思い出せないときのバックアップのため、記録しておいたものは常に持ち歩くと便利です。

つい「もういいや！」になってしまう

衝動的なＡＤＨＤガールは、時間をかけて話し合い、お互いの意見をすり合わせていくのが苦手。そのため、「私だって頑張ってるのに、わかってくれないなら、もういい！　別れる！」なんて思ってもいないことを、すぐに言ってしまうのです。

あとから考えると、脳内のヤンチャ君が早とちりして、カーッとなっているだけだったりするのですが、カーッとなっているヤンチャ君と一体になって判断してしまいます。

思いついたことはすぐに行動したいという気持ちから、衝動的な判断で別れや結婚や離婚を決断してしまい、あとになって後悔する人もいます。

大きな判断は、まずヤンチャ君がおさまってからすること。そして、冷静沈着なコーチともう一度、相談してみること。

このようなことは日常生活のいろいろなところで起こります。

「上司がムカつくから会社辞める！」

「隣がうるさいから引っ越す！」

「とても高いけど、ブランドバッグが今どうしてもほしい」

など、重要な決断であっても、思いついたことをすぐに行動したい気持ちを抑えられない傾向があります。

あらゆる場面で、「ヤンチャ君がおさまるまで待つ」という感覚を養うことが大切です。

ＡＤＨＤであることを伝えるかどうか

忘れっぽくて彼との関係がギクシャクしたり、散らかしグセで叱られたり。

これらはＡＤＨＤの特徴からくるトラブルですが、これらが脳のクセであることをどうパートナーに伝えるかは難しいところです。

「ＡＤＨＤなんだからしょうがないでしょ！」という態度では言い訳にしか聞こえないなんてことにもなりかねません。また残念ながら、発達障害に対して偏見がある人もいて、話せば必ずわかってもらえるわけではないのです。

まずは、自分のできることを、できる範囲で工夫すること。自分が苦手なことを素直に伝えて、手伝ってもらうようお願いすること。

その上で相手の様子や状況を見ながら、本やサイトを紹介して、情報を共有してもいいでしょう。

ゆっくりと　自分の特徴　知ってもらう

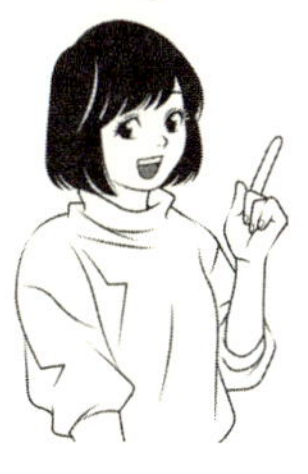

遅刻ばかりして愛想をつかされる

ケース4

悪気はないんだけど、デートの待ち合わせに30分くらいは当たり前に遅刻してしまう。彼はそんなに怒らないから大丈夫と思ってたら「毎回遅刻してくるよね。なんかもう疲れたよ。ちょっと距離を置こう」と言われてしまった。

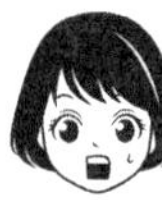

なんか唐突じゃないですか、そんなに怒ってなかったのに距離を置こうなんて。しかも仕事じゃなくてデートなのに。

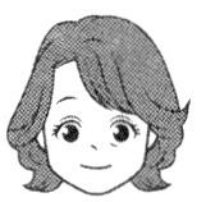

ずっと我慢してて、ある日突然爆発されることもあるのよ。それに彼も時間を守るために色々頑張っていたのかもしれないわ。

遅刻魔は嫌われる⁉

遅刻魔といわれるADHDガールも多いようです。別にわざと待たせているわけではないのですが、相手に迷惑をかけてしまいます。

その原因のひとつは時間の「見積りの甘さ」。「あそこまでなら、だいたい30分くらいで行けるなー」と思っていたのに、実際は乗り換えなどで40分かかってしまう。

また、準備に手間取り、「なかなか家を出られない」ということも。「出かける準備しよう…そうだ、ベランダのグリーンに水やらなきゃ…あれ？洗濯物干すんだった…何やってたんだっけ？　あ！　出かける準備だ」など衝動性や多動性、不注意のため、「出かける準備」が進みません。

そもそも、人を待たせることをそれほど申し訳なく思わない人もいるようです。自分が待たされても、「ちょうどメールの返信ができたからいいや」などとあまり苦にならないため、相手もそうだと勘違いしてしまうのです。

しかし、実際はＡＤＨＤガールが思っている以上に、多くの人にとって待たされることは心地よいことではありません。

遅刻が続くと、相手は「時間をムダにされた」「相手から大事にされてない」と思い、関係が悪化することも。いつも遅刻をしていると人として信頼されなくなることもあるでしょう。

そんな最悪の事態にならないためには、どうしたらいいのでしょうか。

まず当然ですが、遅刻してしまったら、きちんと謝ること。「うっかり遅刻してしまったけれど、あなたのことは大事に思っているんです」という気持ちはきちんと伝えましょう。

その上で、なるべく遅刻しないようにすること。そのためには、先ほどお話しした「見積もりの甘さ」問題と、「出かけられない」問題をなんとかします。

対処1　予定を入れるときに時刻表を調べる

予定を入れるときに、乗換案内アプリなどで電車の乗り換えや所要時間を調べます。だいたい○分ではなく、「○分の電車に乗るので家を○分に出る。そのためには○分から準備を始めること」とそこまで予定に入れてしまうのです。

対処2　プラス15分の余裕をもつ

調べた時間に15分余裕をもたせましょう。「ストッキングが破れてる!」「お気に入りのバッグが見つからない!」などさまざまなゴタゴタは必ずついて回るので、「所要時間プラス15分」がADHDガールには必要です。

対処3　現地で時間をつぶす

それでも遅刻するときはしてしまうADHDガール。たとえば30分早く待ち合わせのカフェに入って、読書をしたり、仕事の続きをしたり、待ち時間を自分の時間に当てるのもいいでしょう。お互いのために待ち合わせ場所は、駅の改札などにせず、カフェなど待ちやすい場所にしてもらうのがポイントです。

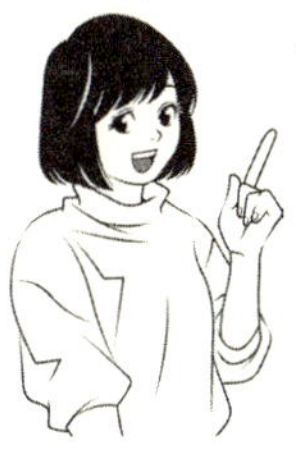

話し合いにならず すぐケンカしてしまう

ケース5

夫と話し合いをしようとしても、いつもケンカになってしまう。言いたいことがあると、我慢できずまくしたててしまう。最近では雲行きが怪しくなると、夫は部屋から出ていってしまい、なかなか話してくれなくなった。

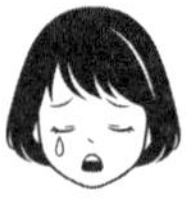

たしかに話し合いって苦手かも。ついつい、言いすぎちゃうんです。ケンカもイヤだけど、出ていかれるのはもっとイヤですね。

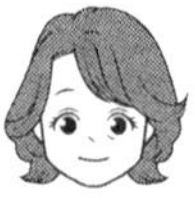

自分の意見を言うのはいいんだけど、「人の話を聞く」のが苦手なADHDガールが多いのよね。

平行線をたどる二人の会話

まず、相手の話を聞けない理由のひとつに「不注意」があります。集中が続かず、気が散ってしまって、相手の話を長く聞いていられないのです。
また、ワーキングメモリーのせいで前に言ったことを忘れてしまい「あれ？なんでこんなこと言ってるんだっけ？」と混乱してしまうこともあるでしょう。

言いたいことは思いついた瞬間に言いたくなるので、相手の話の腰を折ってしまうという人も多いです。そうされたら、相手だって話を聞いてはくれませんよね。
そして、「二人とも自分の主張したいことだけ言って、話が平行線のままになってしまう」という事態に。

日々の細々としたことならまだ、そんなふうでもやっていけるかもしれませんが、夫婦ともなると「子どもの教育はどうするか」「家は購入するか賃貸にするか」など大きなテーマもあり、お互いの意見をすり合わせなければいけません。

対処1　時間と場所をセッティングする

まず、時間と場所をセッティングしましょう。家で家事の合間に思いつきで話しはじめてしまうと、「話し合いをしたい」のか「ただ文句が言いたい」のか「自己主張したい」のか、本人も相手もわからなくなってしまいます。

できれば休みの日に時間を決めてカフェなどで「話し合いのための時間」を作ります。場所を変えることで「自分たちは今、話し合いに来ているのだ」というリマインドにもなりますし、感情的にならずに話せるでしょう。

話す内容は紙にまとめておくことをオススメします。

対処2　何が言いたいのか整理しておく

ＡＤＨＤガールは言いたいことを言っているようで、実は全然言えていないことがあります。たとえば、「靴下を脱ぎっぱなしにする夫に、ちゃんと洗濯機に入れてほしい」と思っていたとしますね。

たった今、またしても脱ぎっぱなしの靴下を発見。かちーん！

「ちょっと〜。自分のことくらい自分でやってよ！　私だって仕事してるんだから。思いやりってものがないのよ！」とまくしたてたとします。

夫からしたらどうでしょうか？

「自分のことってなんだろう？」「思いやり？ この前、飲み会で遅くなったこと、まだ根にもってるのかな？」と結局、靴下は洗濯機に入れられないまま。

言いたいことが「靴下は洗濯機に入れてほしい」だったら、感情的な尾ひれをつけずにそれをきちんと伝えましょう。

対処3　ひとつ意見を言ったら、ひとつ意見を聞く

どうしても自分ばかり話してしまいがちなADHDガール。

こんなときは、インタビュアーになったつもりで、「自分がひとつ話したら、相手の意見をひとつ聞く」を心がけてください。

見えないマイクを自分に向けたあと、相手に向ける、そしてまた自分に向けると交互に向けていくイメージです。そうすることで、お互いの話の腰を折らずに落ち着いて話し合っていけるはずです。

落ち着いて　話し合える　「場」をつくる

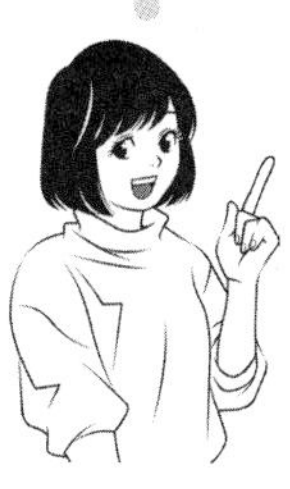

ゆるっと川柳
まとめ

頑張るわ　あなたもサポート　お願いね

特徴を　いかした楽しい　かたづけを

ゆっくりと　自分の特徴　知ってもらう

早く着く　心軽やか　それだけで

落ち着いて　話し合える　「場」をつくる

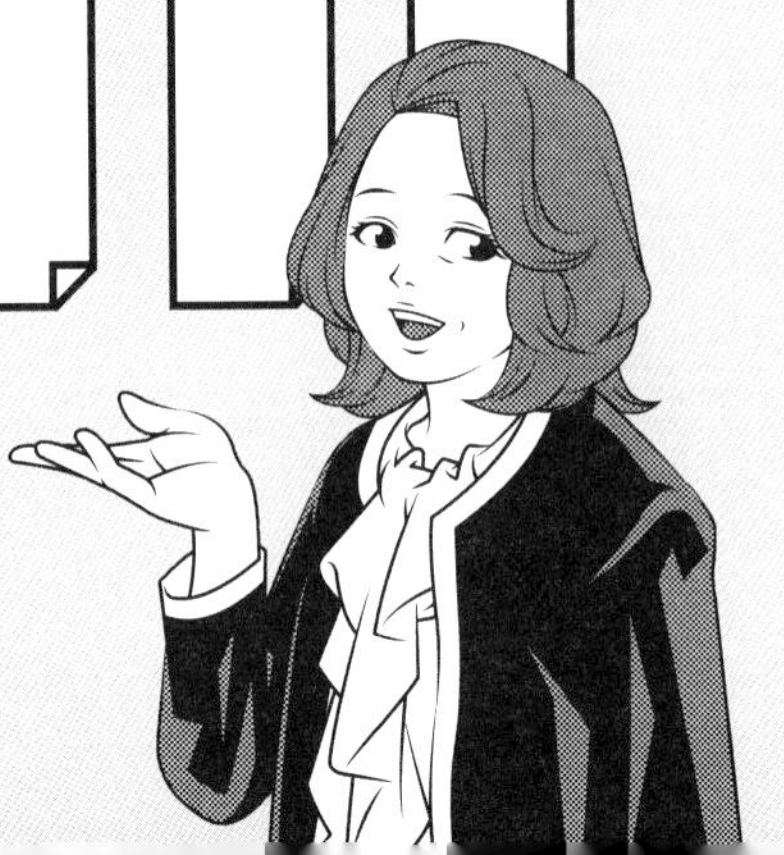

第4章

どうして「信頼」「評価」されないの？

ADHDガールの仕事の人間関係

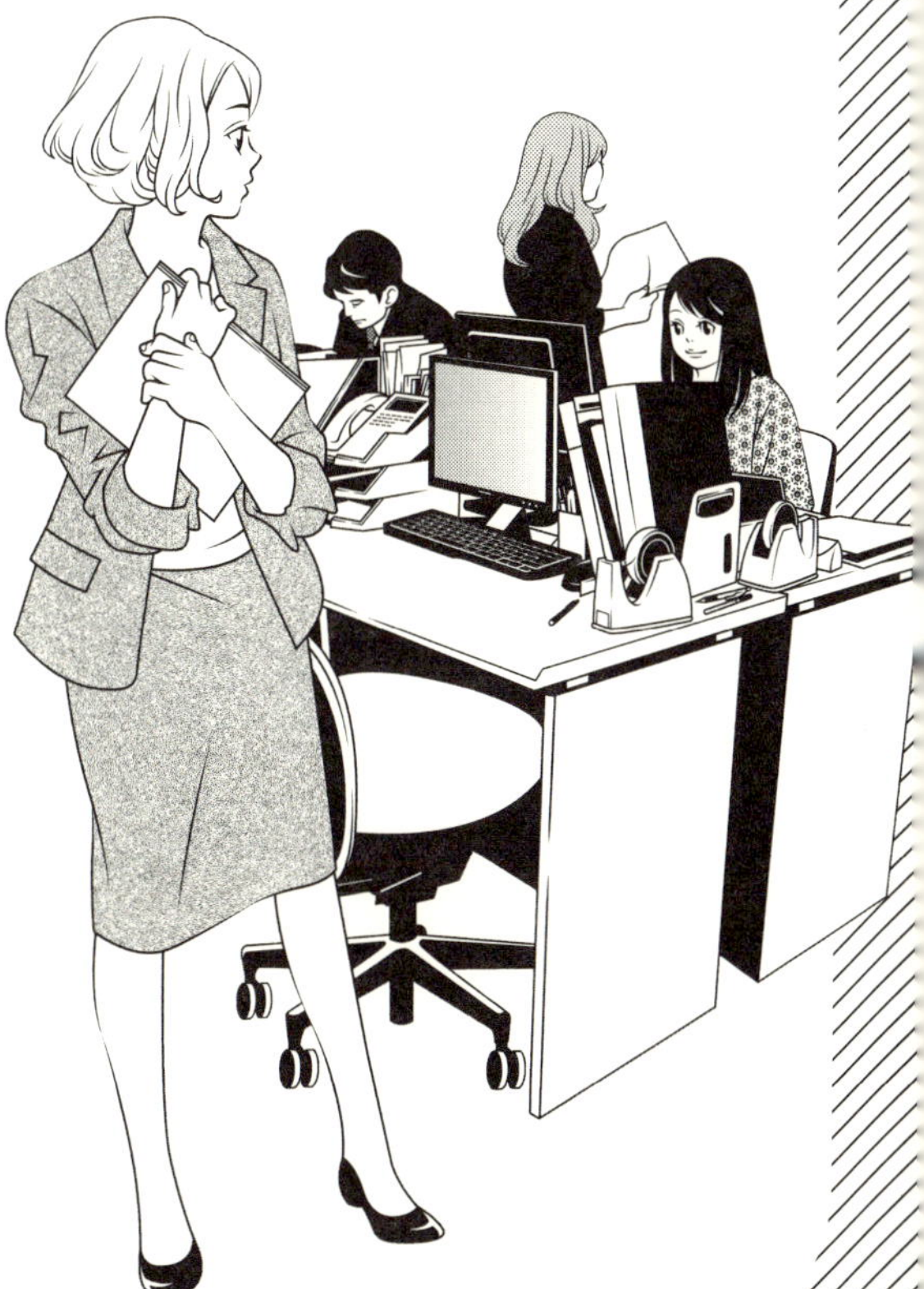

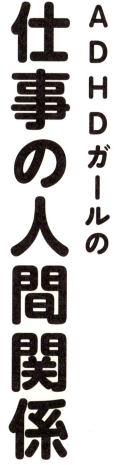

なぜか仕事で信頼、評価されない！

ケース1

一生懸命頑張っている仕事。それなりに結果も出せるようになったのに、褒められるのは別の人。そつない感じの後輩が先に出世するし、上司から信頼してもらえない。アピールが足りないのかしら……

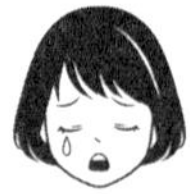

そうなんです！ 私だって頑張っているのに、評価されるのはいつも別の人。どうしてなんですかね？

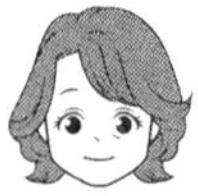

ADHDガールは自分が気づかないところで「マイナスポイント」をたくさんゲットしてしまっていることが多いの。

「悪目立ち」してしまう

締め切りギリギリになるなど、進め方に難点はあるものの、発想力が豊かだったり、人当たりがよかったり。仕事も十分に頑張れる力をもっているＡＤＨＤガール。

しかし、どんなに成果を残しても、それに見合った評価が伴わない場合もあるようです。原因は日々の小さなマイナスポイントかもしれません。

マイナスポイント１　行動がいつもギリギリで、周りをハラハラさせる
マイナスポイント２　バタバタ慌てているため、ほかの人の集中力がそがれる
マイナスポイント３　ミスや忘れ物が多いので、周囲に信用されない
マイナスポイント４　遅刻や締め切り遅れのために、相手を待たせる
マイナスポイント５　机が散らかっているので、だらしないと思われる

ひとつひとつは小さなマイナスでも、積み重なると、「信用できない人」「仕事を任せられない人」というレッテルを貼られてしまうかもしれません。

マイナスポイント1、2は「何が悪いの？」「私が慌てているだけなんだから、何が問題なの？」と思うかもしれませんが、「多動性」のところでもお話ししたように、「ギリギリ&バタバタ行動」は周りにストレスを与えてしまいます。

単に納期に間に合えばいいわけではなく、周りにストレスをかけないという観点も重要。ギリギリのスケジュールにならないように気をつけてください。

また、実際の行動にも注目です。バタバタしているなと思ったら、まず深呼吸。「相手のスピード感に合わせる」だけで周りの反応は変わります。

マイナスポイント3、4、5の「ミス」「遅刻」「散らかっている」はそれぞれ対策を気をつけていく必要があります。気をつけるコツは本書を通してお伝えしていきますが、ここではとくに、「ミス対処術」を見ていきましょう。

ミス対処術1　チェック時間を設ける

「絶対ミスをしない」と意気ごみすぎず1回目は気楽にざっくりチェック、2回目は精度を上げて、最低2回はチェックするルールを守るようにしましょう。

ミス対処術2　チェックリストをつくる

間違えやすい数字や日付など、自分の「ミスポイント」を把握して、チェックリストを作成するのも有効です。それを机の見えるところに貼っておき、メールを送る前、資料を提出する前には、「ミスポイント」を再チェックです。

ミス対処術3　ミスしたらいったん横に置く

一度ミスしてしまうとネガティブな気持ちになったり、慌てたりするので、さらにミスを重ねることも。すぱっと切り替えて、「記憶のお盆」をなるべく広く使うことが大切です。

工夫する姿勢でまわりの目も変わる

上司や先輩、同僚など他人にチェックをお願いすることも方法のひとつでしょう。一人で抱えて悩まないで、「自分に一番合う対処術」を工夫すること。そんな頑張るあなたに、周りはきっと協力してくれるでしょう。

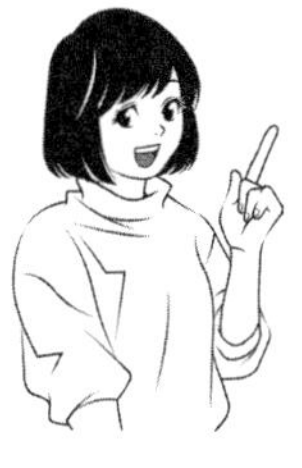

上司からうっとうしがられる

ケース2

社会人1年目。わからないことだらけなので、上司にたくさん質問すると、「いちいち人に聞くな」「まずは自分で考えろ」と言われた。それ以外にも、上司から毎日のように怒られる日々。私は仕事ができないのかも…。

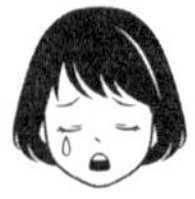

私も新人時代、つらかった…。怒られすぎて、自分はダメな人間なのかもって思うこともありました。

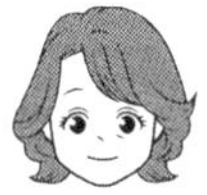

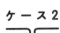

たしかに、小さい頃は「おっちょこちょい」ですんでいても、大人になるとそれでは許されないことも増えるわね。仕事の上では、上司や同僚との関係づくりも重要。それでつまずいてしまうＡＤＨＤガールも多いのよね。

上司とトラブルにならないために

社会人になり、自分では一生懸命やっていても、「なぜかいつも叱られる。上司は私が嫌いなの？　私ってこの仕事に向いてないの？」と悩む人もいるでしょう。

つらいこともあるかもしれませんが、きちんと対策をとれば、改善していく問題も多いので、頑張っていきましょう。ここでは、上司との関係の上で、ＡＤＨＤガールにありがちな問題点を見ていきます。

問題点１　わからないことがあるとその度に質問する

ＡＤＨＤガールは衝動的。わからないことがあると、脳内のヤンチャ君が「わからない、知りたい！今すぐ！」と騒ぎ出します。その結果、上司にいちいち「これはどうしたらいいですか？」と聞いてしまう。

上司にも自分の仕事があります。あなたが質問するたび、仕事の手を止めなければなりません。上司への質問は、ある程度まとめてするようにしましょう。

問題点2　唐突に話しかける

上司に話しかけるとき、突然「この件なんですが、ちょっとわからなくて」と本題に入ったり、「これをこうしたら、こうなって、そしたらこれが……」などと話がまわりくどかったり。

せっかく手を止めて耳を傾けてくれた上司も「何が言いたいんだ！」とイライラしてしまうかもしれません。こんなときにオススメなのが「枕詞《まくらことば》」です。

・5分だけお話、いいですか？
・何時頃ならお時間いただけますか？
・何点か質問いいですか？
・ちょっとご相談（ご報告）がありまして

こんなふうに「相手に話しかける目的」を最初に伝えるのが、相手にストレスを与えないコツ。すぐに話を聞いてもらえなくても、「手があいたら呼ぶから待ってて」と指示してくれるでしょう。また、ＡＤＨＤガールは気が散りやすいので、込み入った相談なら場所を移動してするのもオススメです。

問題点3　指示を理解できない、忘れてしまう

話を聞いている途中で他のことを考えてしまって、相手の言うことを聞き逃してしまったり、あれこれ言われると忘れてしまうのもADHDガールの特徴です。

話を聞くときはメモを忘れずに。そして、聞き逃したらその場で確認しましょう。

それでも忘れてしまった場合、「あれ、なんだったでしょうか?」などと「物忘れの人」全開で聞くと、ムッとされる可能性があります。

そういうときは「確認なんですけど、○○でよかったでしたっけ?」ときちんと枕詞をつけると、上司も気持ちよく答えてくれるでしょう。

問題点　なおせば快適　お互いに

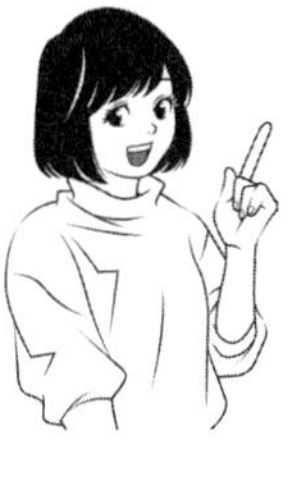

知らない間に部下や同僚を振り回している

ケース3

はじめての部下ができた。なるべく早く仕事を覚えて、一人前になってほしくて、張り切ってテキパキと指示を与えた。でも指示通りに動いてくれない。しかも、なんとなく浮かない顔…私、何か間違ってる？

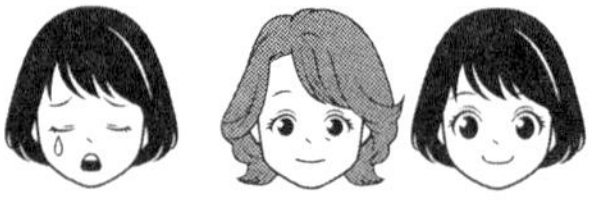

逆に自分が上司になったパターンですね。

ＡＤＨＤガールは、自分のペースで相手を振り回してしまうことも多いのよね。

自分ではうまくやっているつもりでも、空回りしてしまうこともあります。

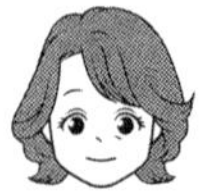

そうならないためには、相手を意識して行動することが大切よ。

もしも自分が上司になったら

やらなければいけないことをギリギリまで手をつけず、直前にてんてこ舞いでなんとか終わらせる…。

仕事のテンポが一定ではないＡＤＨＤガールは、自分が「仕切る側」に回ると部下を振り回してしまうことがあります。

自分ではキビキビ仕切っているつもりでも、情熱のあまり目標設定が高すぎたり、スケジューリングに無理があったり…周りからめんどくさがられることもあるでしょう。

ＡＤＨＤガールが部下をもつ場合、次のようなことを心がけてください。

1　相手の話を聞く

2　相手の反応を見る
3　相手のテンポに合わせる
4　自分のやり方、考え方は絶対でないと知る
5　「〇〇してくれたらうれしい」などやわらかい言葉を使う

部下を自分のペースで振り回していないかと立ち止まることが大切。部下を「動かす」というより、「動きやすいよう、環境を整える」と発想を転換してください。

人との距離感には気をつける

なかには、人を一瞬で引き付ける魅力をもっているADHDガールもいます。愛嬌たっぷりな態度で、初対面の人とでもすぐに打ち解けられることもあるでしょう。

ただし、距離を縮められることを不愉快に感じる人もいることに気をつけてください。

とくに仕事上の関係では注意が必要。

「必要以上になれなれしくしてしまう」「ついプライベートなことを聞いてしまう」など距離感を間違えてしまう場合もあります。

仕事の場面では特に、相手との状況を見て、注意深く距離を縮めるのが安全な方法です。

まず相手　猪突猛進《ちょとつもうしん》　気をつけて

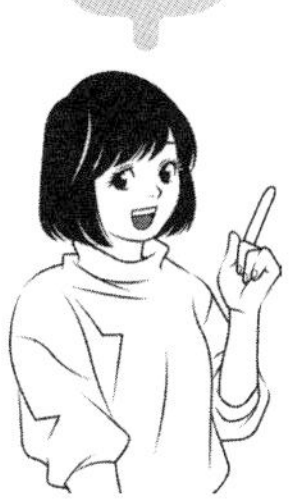

ミスをヘラヘラしてごまかすクセがある

ケース4

上司や先輩はもちろん、同僚からもバカにされている気がする。いわゆる「いじられ役」。ミスが多いので、ついヘラヘラしてしまうせいか、「お前ってダメだな」なんて雑に扱われると傷ついてしまいます。

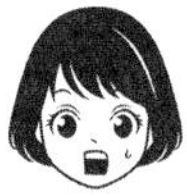

自分がヘラヘラしているせいなんですけど関係ない先輩から、からかわれることもあります。私には強く言っても平気と思われているのかも…。

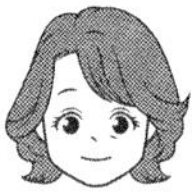

いじられキャラに徹することでうまくいく場合もあるけど、信頼関係のない人からいじられるのはたしかにイヤよね。それに、バカにされているような状況なら、変えていきたいわね

いじられキャラでごまかさない

今日が締め切りって忘れてました。

あれ？　報告書に名前書いてなかった！

そんなトラブルが日常茶飯事のADHDガール。

「何やってるんだ！」「またお前かよ」なんて言われて、「すいませ〜ん」ばかり言っている「すいま星人」になってしまうかもしれません。そのような振舞いを続けると、周囲から軽く見られてしまいます。

自分自身でも「ミスが多いな」と自覚している場合、あえていじられキャラを演じて、大目にみてもらおうとすることもあります。道化役、いじられ役を演じることがADHDガールにとっては、一種の防御術なのかもしれません。

ただ、習慣的にいじられキャラを演じることで、自己肯定感が低くなっていきますし、相手の言葉に傷ついてしまうこともあるでしょう。

また、ヘラヘラしてごまかしていても、自分の成長にはつながりません。愛嬌でミスを許してもらってきたタイプのADHDガールには、勇気のいることかもしれませんが、これを機にいじられキャラの卒業をオススメします。

「小さいミス」は「小さいファインプレー」で取り返す

普段の小さなミスが重なると、どうしても「任せられない人」というイメージがついてしまいます。

まず、ミスしたときには、きちんと謝ること。もちろん、いじられるのがイヤだからと、逆ギレするなどもってのほかです。

謝るときは、ヘラヘラして許してもらおうとせずに誠心誠意、謝ります。そして、そのあとは必要以上に自分を貶《おと》めない、そんなバランスが大切です。

ミスをしてしまったあとは、「しっかりやってるアピール」が有効。

会議などで積極的に発言したり、配る資料を丁寧にとじしたり、スケジュールを前倒しにして仕事を仕上げたり、他の人の仕事を積極的に手伝ったりと自分のできる範囲の小さなことでＯＫです。

「小さなミス」の穴埋めはいじられ役になることではなく、「小さなファインプレー」で取り返していきましょう。

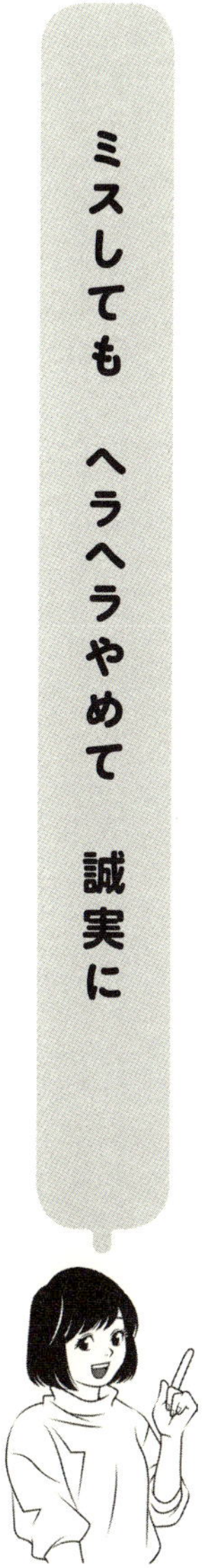

仕事が終わらず迷惑をかけてしまう

ケース5

やらなきゃいけない仕事があるのはわかっているのに、気が散ってしまい、今日も終わらせられなかった。そんな積み重ねで、いつのまにかキャパ越えの仕事の山。結局、締め切りに間に合わず上司や同僚に大きな負担をかけてしまった。

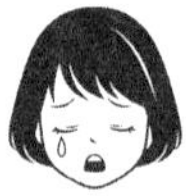

わかります。やらなきゃいけないことはわかっていても、締め切りのギリギリまで、どうしても手をつけられないんです。

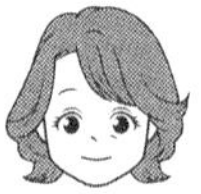

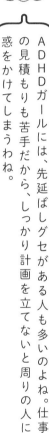

ＡＤＨＤガールには、先延ばしグセがある人も多いのよね。仕事量の見積もりも苦手だから、しっかり計画を立てないと周りの人に迷惑をかけてしまうわね。

先延ばしグセをなんとかする

やりたいことを優先しがちなＡＤＨＤガールは、めんどうくさいと感じてしまったことを後回しにすることも。後回しにしてしまった仕事は、罪悪感も加わり時間が経てば経つほど、手をつけづらくなっていきます。

ＡＤＨＤガールが仕事をうまくこなしていくために、次のようなステップで取り組み方を見直していきましょう。

ステップ1　タスクを細かく書き出す

ＡＤＨＤガールの仕事のポイントは、タスクを紙に細かく書き出すこと。このとき、ゴールが見えやすいように、仕事を小分けにして整理します。

企画書を作成する場合、大くくりに「企画書を作成する」とするのではなく、とにかく細かく書き出していきます。

関連する資料を探す　15分

みつけた資料に目を通す　15分

企画に必要な箇所に付箋を貼る　15分

付箋を貼った箇所を参考にしながら、企画の概要を考える　20分……

このように仕事を小分けにすることで取りかかりやすくなるだけでなく、所要時間を把握できるようになります。

ステップ2　小さい達成感を積み重ねる

書き出したタスクを、一歩一歩完了させていきます。全部やると考えるのではなく、まずはひとつひとつのタスクを達成するイメージ。

小さな達成感を大切にすることで、仕事への苦手意識も減っていくでしょう。

ステップ3　積極的な姿勢で仕事に取り組む

受け身の姿勢で仕事をすると、どうしても憂鬱になりがちなＡＤＨＤガール。でも、好きなことなら、ヤンチャ君の助けもあって誰にも負けないくらい頑張れます。

「仕事に追われている」のではなく、「仕事に自分から立ち向かっている」と、自分の中でスイッチを入れ変えてみましょう。

会議の準備をするときなら、「見やすさにこだわった資料にしよう」「会議室を完璧に準備して上司を驚かそう」などと自分なりに工夫をしてみてください。

どうしてもできないときは、人に相談するのも手

計画性に乏しいＡＤＨＤガールは、自分がやれる仕事量を把握するのが苦手。よく考えず仕事を引き受けてしまうこともあるかもしれません。

タスクを書き出し自分の力では間に合いそうにないとわかったら、なるべく早く上司に相談しましょう。ギリギリまで誰にも言わず、最終的に間に合わないというのが周囲に一番迷惑をかけ、人間関係を悪化させる原因になるからです。

また、ＡＤＨＤガールにはどうしても苦手なことがあるでしょう。困ったときに手伝ってもらい、苦手な作業を減らしてもらえるように、普段から自分にできることを頑張り、周囲に協力的に接することが大切です。

まず一歩　取り組む先に　達成感

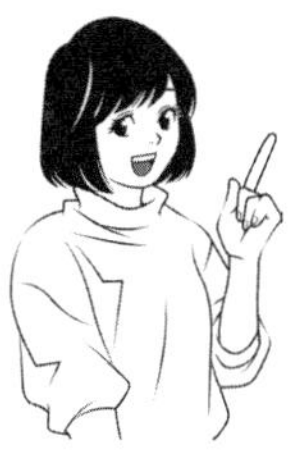

セクハラやパワハラで傷ついている

ケース6

会社の上司に、お尻をさわられた。何度もイヤだと言ったけど、真剣さが伝わらないのか、笑ってごまかされた。耐えかねて本気で怒ったけど、周りからは、ヘラヘラしてる態度が悪いと言われてしまった。

ケース7

飲み会の場で、「おまえって、なんか気持ち悪い」「おまえのことが大嫌いだ」などと傷つくことを言われた。周りも笑っているだけで何も言わず、そんな会社の雰囲気にうんざりして、職場に行くのがつらくなってしまった。

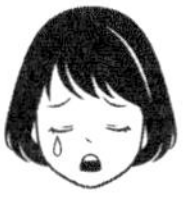

ケース6はセクハラ、ケース7はパワハラですね。

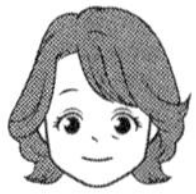

これは、相当つらいわね…。もちろん相手が完全に悪いのは前提だけど、ＡＤＨＤガールの態度が原因になっている可能性もあるから、嫌な思いをするリスクを減らせるように一緒に考えていきましょう。

セクハラやパワハラの餌食になりやすい？

社交的で人との距離が近い人が多いＡＤＨＤガール。セクハラやパワハラをする人も、やりやすい人、あるいは打たれ強そうな人（そう見える人）に強く当たることが多いので、ＡＤＨＤガールは格好の標的となりえます。もしも自分が標的になってしまったら、どうしたらいいのでしょうか。

対処1　ヘラヘラしてなめられるのを防ぐ

失敗をごまかすために弱気で甘えた態度を取り続けていると「この人には強く言っても大丈夫」「少しくらいセクハラしても平気な子」という印象を相手

に与えてしまう可能性があります。

もちろん、だからといってセクハラをしていい理由にはならないですし、全てのADHDガールがこのようなタイプではありません。でも、イヤな思いをするリスクを少しでも減らすために、心当たりがあれば対策を。

ミスや遅刻をしたら、ヘラヘラせずに「申し訳ありません」ときちんと謝りましょう。

フレンドリーに接しながらも、謝罪や感謝の言葉はきちんとした態度や言葉で伝える。それだけでも、あなたの印象は変わります。

対処2　自分の気持ちをきちんと話す

状況次第であなたができそうならば、はっきり自分の気持ちを伝えてもいいかもしれません。

食事や飲み会の場だと、適当にあしらわれるかもしれないので、会議室などで話し合いの場を設け自分が本当にいやだということを真剣に伝えましょう。

「体を触られるのは、とてもイヤなので、絶対にやめてください」

「そのような発言は、とても悲しく不快です。もうやめてください」
「そんなふうに言われると、頑張る気持ちになるのが難しいです」
「私にご指摘があるのなら違う言い方で言っていただけるとありがたいです」

言葉でのセクハラの場合は、相手に自覚がない可能性もあるので、「自分が不快に感じているので、もうやめてほしい」と、はっきり伝えてみてください。パワハラの場合は、「仕事を前向きに進めるため」という前提で話してみるといいかもしれません。

対処3　第三者に相談する

とはいえ、相手は上司の場合が多く、直接言えない状況もあるでしょう。直接伝えるのが難しければ、相談窓口の担当者や先輩などの第三者に相談を。先輩など職場の人に相談する場合は、地位や立場などに関係なく、親身になってくれそうな人を探して話してみてください。

セクハラやパワハラは基準が曖昧なので、証拠がなければ加害者に開き直られてしまう可能性があります。小さなことでもいいので、証拠になりそうなものは残しておくようにしましょう。

言葉でのセクハラや暴言が続く場合は、スマホやＩＣレコーダー（３０００円程度で購入可能）で録音したり、言われたことを日時とともにメモしたりすると、役立つでしょう。

けれど、残念ながら社内で相談しても、うやむやにされたり事実を否定されたりすることもあるでしょう。そんなときは、各都道府県の労働局雇用均等部の窓口を利用することもできます。

セクハラやパワハラ以外でも、解雇、労働条件などの相談に乗ってくれる窓口ですので、我慢や泣き寝入りをせず、このような場所を利用することも考えてみてください。

対処４　その場から脱出する

自分なりに頑張ってみたけど改善しない。どうしても会社に行くのがつらい状況が続く…。そんなときは、我慢せずに逃げてしまうのも選択肢です。

こんな状況では、仕事に身が入らず、いっそうミスが増えたり、自分を嫌いになってしまったりと、ネガティブなスパイラルに。そこからうつなどの二次障害に発展することもあるでしょう。

たとえあなたに落ち度があったとしても、人間としての尊厳は守られなければなりません。あなたを守るのはあなた自身。

どんな状況だとしても、心を病んでまでしなければならない仕事などないし、辞めてはいけない会社などないと思います。

自分の心と体が壊れる前に「異動願を出す」「転職する」など思い切って環境を変えることも必要。セクハラやパワハラは、我慢でなんとかなるものではありません。

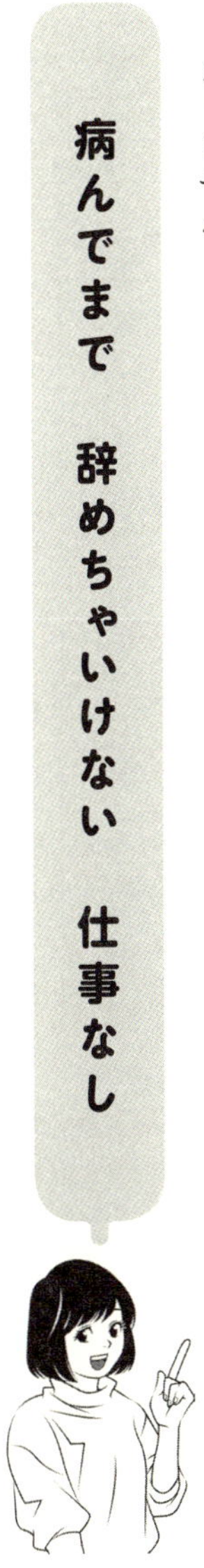

ゆるっと川柳
まとめ

工夫する　姿勢でまわりの　目も変わる

問題点　なおせば快適　お互いに

まず相手　猪突猛進《ちょとつもうしん》　気をつけて

ミスしても　ヘラヘラやめて　誠実に

まず一歩　取り組む先に　達成感

病んでまで　辞めちゃいけない　仕事なし

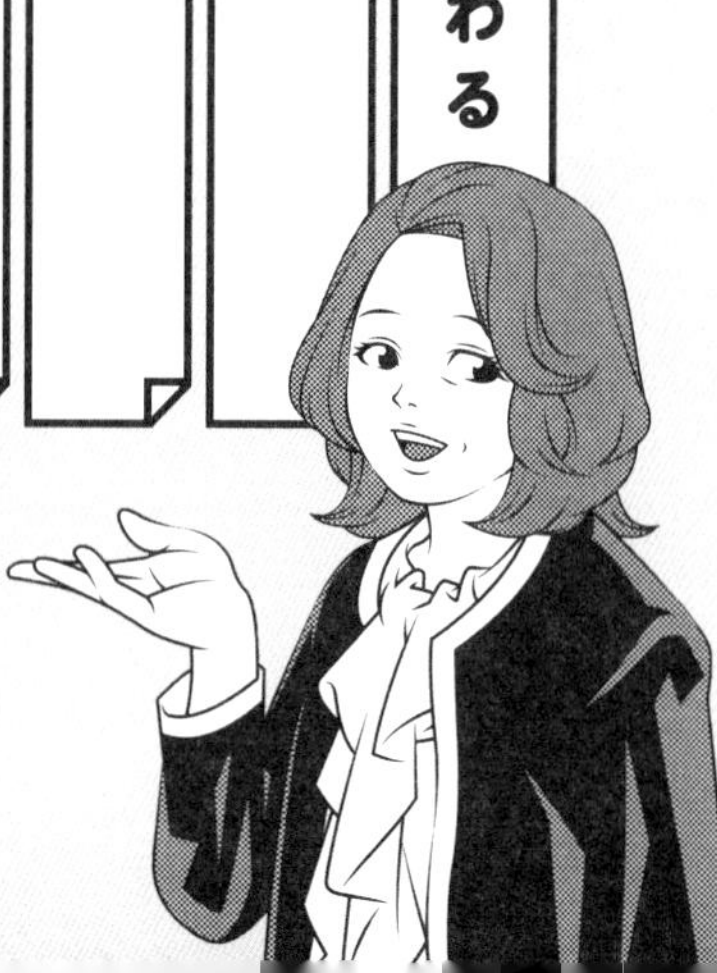

第5章

ADHDガールの友達関係

自分もまわりも大切にしたい

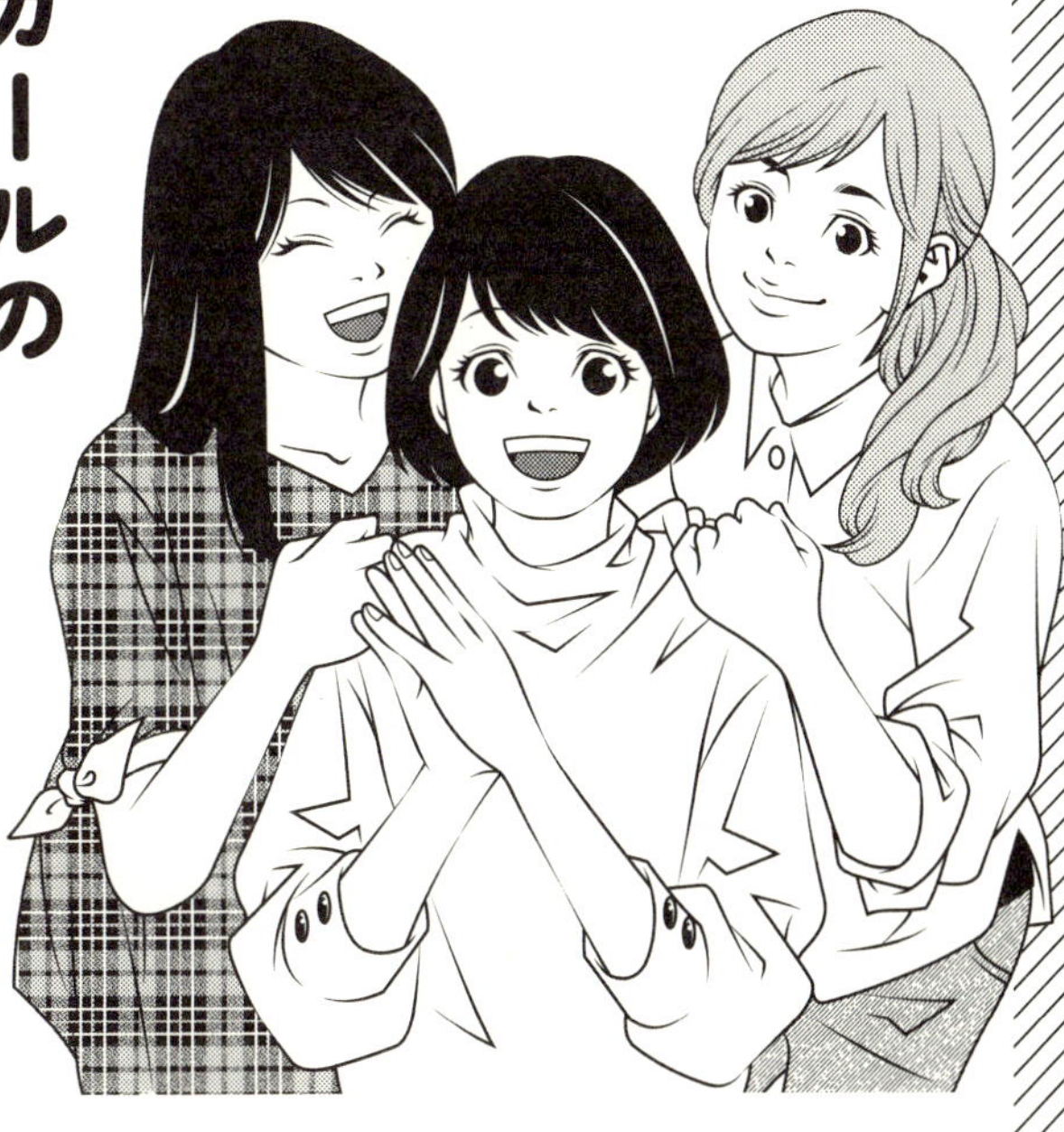

余計なひと言で相手を傷つけてしまう

ケース1

変な男と付き合っている友達に、「あの人って評判悪いよ」と言って、怒らせてしまった。なんとかしてあげたいという気持ちで言ったのに。いつも余計なことを言ってしまい、相手に嫌な思いをさせてしまう。

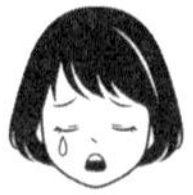

は〜。わかります。悪気はないんですけど、はっきり言いすぎることがあるんですよね。

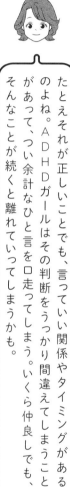

たとえそれが正しいことでも、言っていい関係やタイミングがあるのよね。ＡＤＨＤガールはその判断をうっかり間違えてしまうことがあって、つい余計なひと言を口走ってしまう。いくら仲良しでも、そんなことが続くと離れていってしまうかも。

ストップ「地雷女」

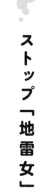

相手のためと思って言ったら、相手を傷つけてしまった。ノリと勢いで言ったひと言で、嫌われてしまった。
こんなことがあるＡＤＨＤガールも多いのではないでしょうか？
「これを言いたい！」と思うと、衝動性のヤンチャ君は口走ってしまいがち。また、ワーキングメモリーが小さいため「この人には結婚の話は禁句」「この人は最近リストラにあったから、仕事の話はＮＧ」などのＮＧ情報が抜けてしまうこともあります。
ちょっと考えれば思い出せることもあるのに、せっかく築いてきた関係をうっかりで失ってしまうのは残念なことですよね。

とにかく「これを言いたい！」と思った瞬間、一瞬でいいので待ったをかけること。そうすることで、相手の気持ちを想像できますし失われたＮＧ情報も戻ってくるでしょう。

待ったのコツ1　とにかく1秒待つ

言いたいことがパッと浮かんだら、とにかく1秒待ちます。最初のうちは、心の中で「あのね」とか「それは」とか唱えてから言うなど工夫して、「1秒待つ」を習慣づけられるといいですね。

相手のためと思い言ったことでも、相手を傷つけてしまうかも。「思いついたから言いたい」という自分の気持ちよりも、相手の感情を優先させることが大切です。

待ったのコツ2　ヤンチャ君を止めるイメージを描く

ヤンチャ君がとっさに妙なことを言ってしまう。だったら、ヤンチャ君を止めましょう。ただし、イメージの中で。

たとえば、変なことを言ってしまいそうになったら、「ガムテープで口をふさがれたヤンチャ君」「ガラスの防音ルームに入れられたヤンチャ君」「麻酔銃で眠らされたヤンチャ君」などをイメージして、暴走を阻止してください。

待ったのコツ3　話すより聞く

人は自分の話を聞いてほしいもの。

おしゃべりで友達に楽しんでほしいなら、相手の言葉を遮って面白いことを言うよりも、「これってどう思う?」「面白いね〜、続きを聞かせて」など、聞き上手を目指してみるのはいかがでしょうか。

周りを見てみてください。周りから信頼されるという観点では、衝動性のヤンチャ君タイプよりも、じっくり人の話に耳を傾けるコーチタイプの人が多いかも。

おしゃべり好きなＡＤＨＤガールもなかなか魅力的ですが、周囲からもっと信頼される素敵なレディーを目指すなら、「うなずき名人」を目指してみるのもいいかもしれません。

ヤンチャ君　待ったをかけて　聞き上手

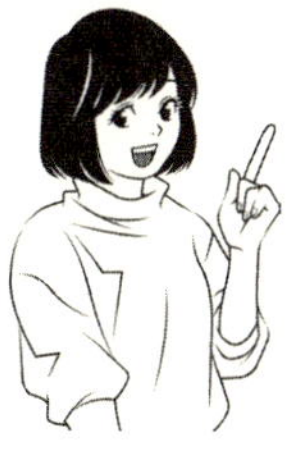

友達との関係が続かない！

ケース2

友達と遊ぶ約束をしても、仕事の段取りが悪いので、いつ残業になるかわからず、ドタキャンや遅刻をしがち。約束したときは楽しいけど、直前になるとめんどくさくなることも多く、約束の前に疲れてしまうことも。

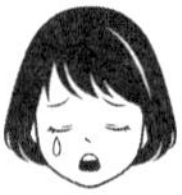

たしかに、遊ぶ約束をしたときは楽しいけど、直前になるとめんどうになったりするかも。私にとって時間通りに決まった場所に行くって大変なことなんです。

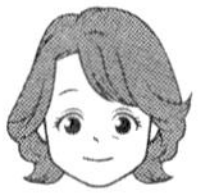

そういう人もいるわね。自分自身にも負担がかからず、相手にも迷惑をかけない方法を考えていきましょう。

どうする？ 普段の友達づき合い

学生時代だったら、学校やサークルで会えていても、社会人になると、約束をして会いに行くことになりますよね。実は、ここで挫折してしまい、広い交友関係を保つことができないＡＤＨＤガールも多いようです。

本人が気にしてなければいいのですが、「友達が少なくて寂しい」と思うなら、対策を考えてみてもいいかもしれません。

問題点１ 決まった時間に行けない

仕事の予測ができずにドタキャン、所要時間の見積もりが甘くて大遅刻！そんなことが続くと誘われなくなってしまいますね。

たとえば、何人かで会うなら、「あとから行くから先にはじめてて」と言っておいたり、二人で会うなら「7時過ぎからカフェにいるから、適当な時間に寄ってね」と伝えたりするなど、なるべく「○時ジャストに△に行かないと迷惑がかかる」という状況をつくらないようにしましょう。

問題点2　あとからめんどくさくなる

約束したときは、喜んでいたヤンチャ君も、時間の経過とともに興奮が冷めていきます。

たとえば「渋谷で女子会？　わーい！」と思っていても、「この時期の渋谷、混んでるんだよね～」「よく考えたら、翌日締め切りだった」とコーチの声が。よく考えたら行きたくないかもなんて、やる気がしぼんで、めんどくささが出てきます。

ＡＤＨＤガールは、衝動性のヤンチャ君任せのノリで、「行く行く！」なんて、安請け合いをしがちですが、それは絶対ＮＧ！
約束をドタキャンすると、相手に大きな迷惑をかけ、信頼を失います。

問題点3　そもそも断るのが苦手

とはいえ、「先延ばしグセ」のせいで、誘いを断りきれないこともあるでしょう。「行けそうなら行く……かも」、などという曖昧な返事で相手を混乱させてしまいます。また、明らかにスケジュール的に無理であっても、ヤンチャ君が興味をもってしまうと断れない、ということもあります。

自己肯定感の低さから「自分の気持ちを出せない」ということもあるかもしれません。しかし、誘ってくる相手は断られるのも想定ズミ。難しいことは考えず、ノーだったらノーと伝え、無理のないスケジュールを組んでください。

問題点4　メンテナンス下手

仲の良い友達とは、ときどき連絡して会うなど関係をメンテナンスすることも大切です。

ＡＤＨＤガールは、そうした「関係のメンテナンス」が苦手なので、メンテナンス上手な友達をみつけましょう。たとえば大学のサークル仲間にマメな人がいたら、その人とつながることでサークル仲間との関係もキープできるでしょう。

友達を　大切にする　心がけ

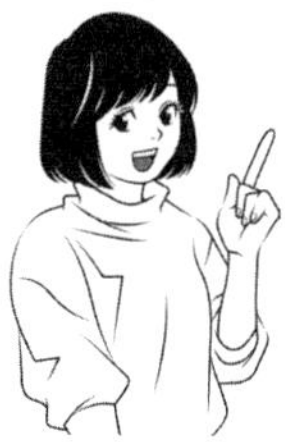

自分も友達も大切にしたい

ケース4

場を盛り上げるために自虐的なことを言ってしまう。「私ってでかいから、隣の席に座ったら圧死させちゃうかも～」なんて言って、周りに困惑される。多少、パンチの効いた会話のほうが楽しいかと思って、「○○ちゃんって天然だよね」といじったら、怒ってしまった。

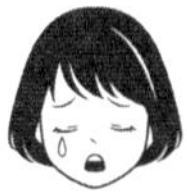

ありますね～。冗談でついつい口が滑っちゃうんですよね。

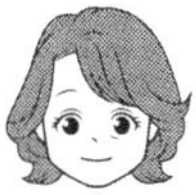

自分が平気だからって、人もいじられて平気とは限らないわよね。それに自虐ネタばかり言ってると、自己肯定感も下がってしまうわ。

自分がOKでも他人はOKじゃない

頭の回転が速いタイプのADHDガールは、次から次へと面白いアイディアが浮かぶので、ついつい「その場が盛り上がればいいや」と思いがち。すぐに相手と仲良くなりたい気持ちも強いので「フランクになんでも話せれば仲良しになれる」と思い込んで、仲良くしたい相手に、ズケズケとデリカシーのないことを言ってしまうことも。

しかし、人はとても繊細です。親しいからといって、いじるような言動、ネガティブな言葉は控えましょう。

とくに、容姿や性格などを「あなたって○○だよね～」という言い方で決めつけるのは言語道断。失礼な人の烙印《らくいん》を押されてしまうでしょう。

周りを楽しませたいという気持ちもわかりますが、それで傷つき、不快な思いをする人がいるとなると考えものですよね。

場が楽しくなるためには、手段を選ばない脳内のヤンチャ君を黙らせて、目の前の相手が心地よくいられるかどうかにフォーカスしてください。

自分を大切にする

もともとＡＤＨＤガールは自己肯定感が低めです。

小さい頃から叱られ、周りからはちょっと変な子扱いされ、自分でも「なんで遅刻しちゃうんだろう」「部屋がグチャグチャで女子失格だなー」なんて、自責の念にかられているかもしれません。

そんなストレスもあって、「私は自分のダメさ加減はわかってるから、もう何も言わないで」という意味で自虐ネタを言ったり、ネガティブになったりする人もいると思います。

でも、自分を悪く言ってばかりだと、それが自分に刻み込まれてしまいますし、友達も気持ちいいものではないでしょう。

なぜなら、できないことも苦手なこともあるＡＤＨＤガールを好きでいてくれる友達は、あなたの本当の理解者。あなたを大切に思ってくれているのです。

遅刻して迷惑をかけてしまうこともあるでしょう。
バタバタして、落ち着かない思いをさせてしまうこともあるでしょう。
悪気はなくても余計な発言で、傷つけてしまうこともあるでしょう。

それでも、あなたを認めてくれて、一緒にいてくれる友達が一人でもいるなら、それは本当に幸せなことです。自分が前向きに生きていくためにも、あなたを見守ってくれている友達のためにも、自分を大切にしてください。

そして、自分にもつらい経験があるからこそ大切な友達が困ったときに、わかってあげられることもあると思います。

苦手なことがあっても、頑張ってきた自分に誇りをもって、周りの人を勇気づけられる人になれたら素敵なことですね。

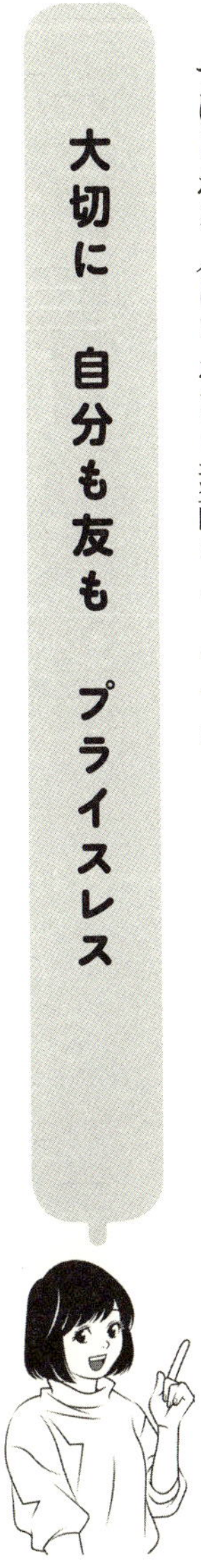

ゆるっと川柳
まとめ

ヤンチャ君　待ったをかけて　聞き上手

友達を　大切にする　心がけ

大切に　自分も友も　プライスレス

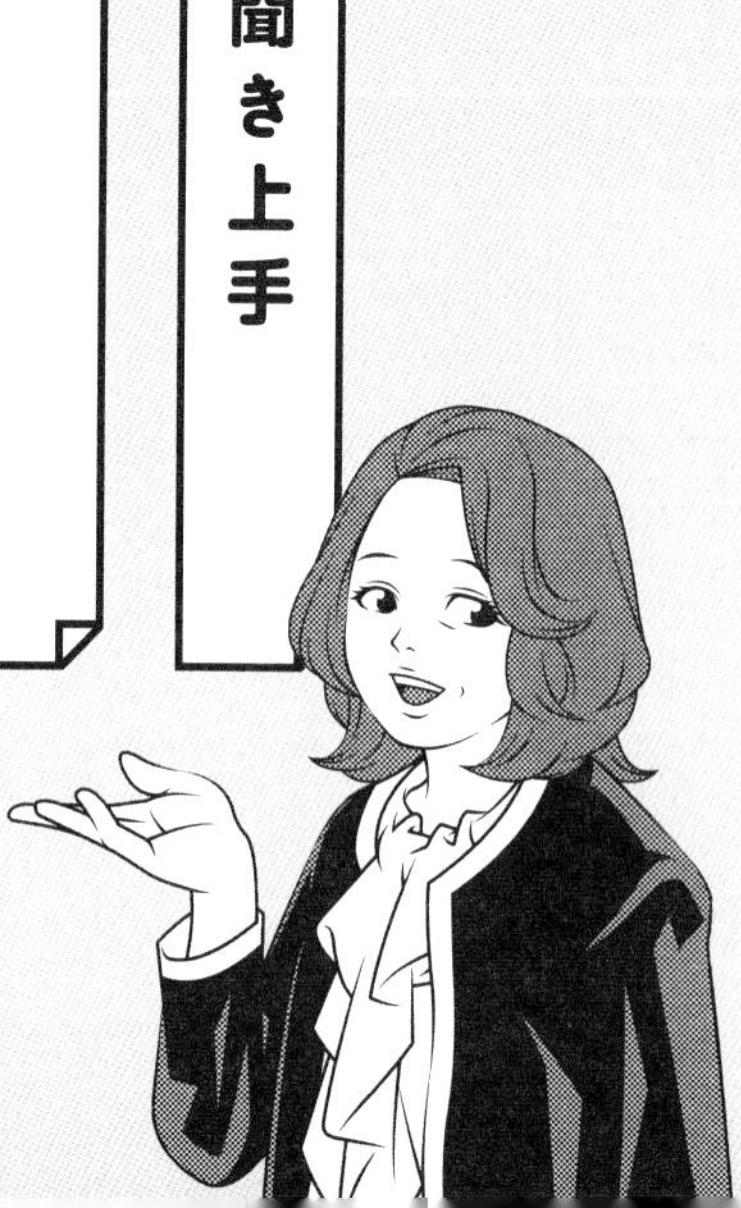

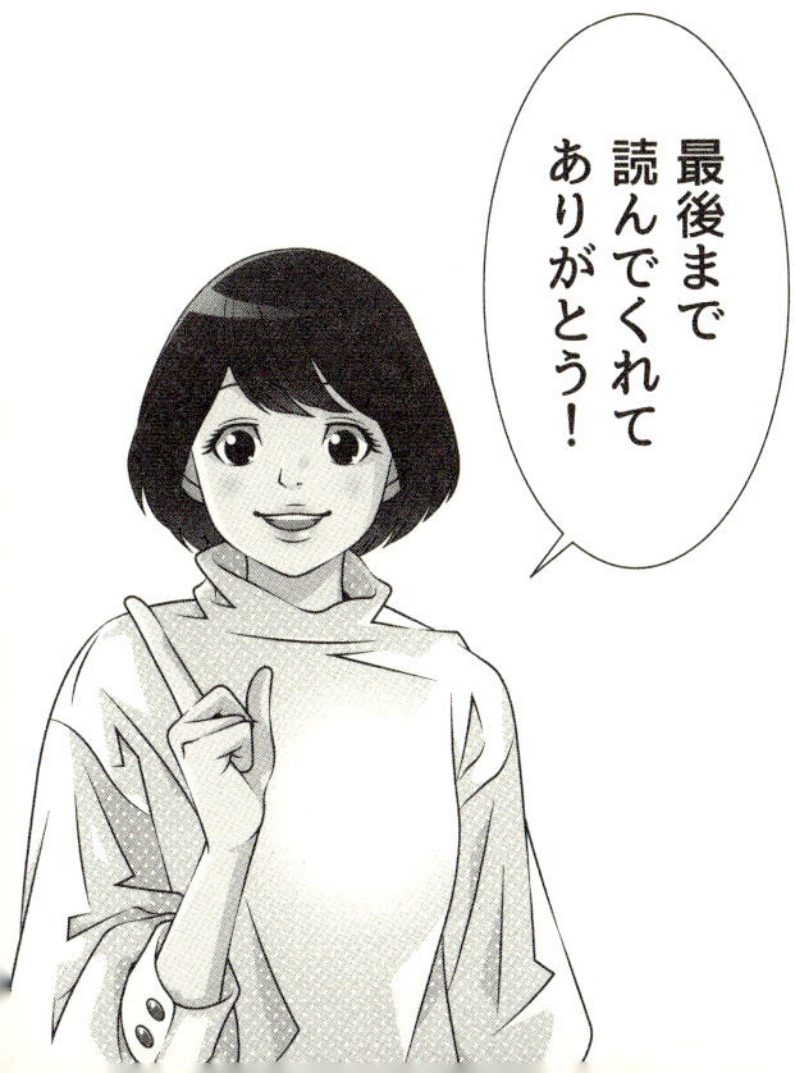
最後まで読んでくれてありがとう！

おわりに

仕事でもプライベートでもいつもバタバタ、トラブルの連続。

ＡＤＨＤガールの日常は、どうしてそんなふうになってしまうのでしょう。

それはあなたの性格のせいではなく、ＡＤＨＤガールの脳のなかでは他の人とはちょっと違ったことが起こっているからなのです。

ＡＤＨＤガールの脳の指令室には、楽しいことが大好きな「ヤンチャ君」が住み着いているのです。ヤンチャ君は楽しいこと、面白いことを見つけたらすぐにやりたくなってしまいます。

ちょっと考えて行動したり、これまでの失敗を参考に行動をコントロールしたり、計画をうまくたてたり、自分に合った対処法を見つけて実行したりができないのはヤンチャ君が活躍（？）しているためなのです。

そのせいで、ＡＤＨＤガールたちは本来、自分の持っている能力を十分に発揮できないことが多いです。

だから、やればできるのに惜しいよねなんて言われてしまうこともあります。

ヤンチャ君をうまくしつけて、あなたの本当の目標に向かっていけるように協力させることができれば、自分が持っている力をもっとうまく活用できるようになり、ＡＤＨＤガールの毎日はもっと過ごしやすくなります。

あなた自身の生活のＱＯＬもあがるし、あなたの家族や恋人、友達や同僚たちともわかり合い支え合っていくことができるでしょう。

あなたにとってほんとに大事なもの、大切な人との関係がよりよいものになるように心から応援しています。

２０１８年６月　司馬 理英子

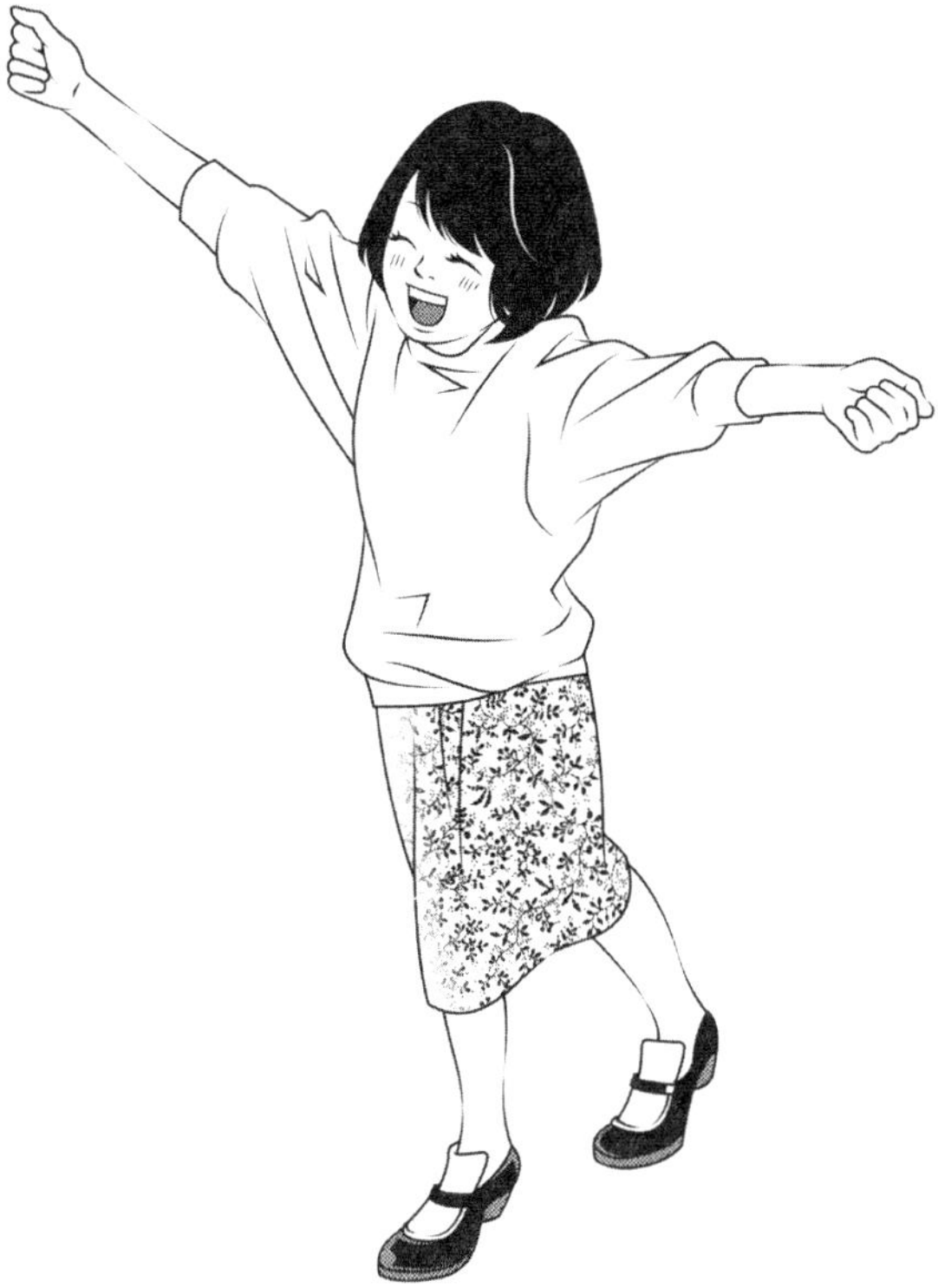

わたし、ADHDガール。
恋と仕事で困ってます。

2018（平成30）年6月2日　初版第1刷発行

著　者　司馬 理英子
発行者　錦織 圭之介
発行所　株式会社 東洋館出版社
〒113-0021　東京都文京区本駒込5-16-7
営業部　TEL 03-3823-9206 ／ FAX 03-3823-9208
編集部　TEL 03-3823-9207 ／ FAX 03-3823-9209
振　替　00180-7-96823
U R L　http://www.toyokanbooks.com/
装　丁　小口 翔平＋山之口 正和＋上坊 菜々子（tobufune）
漫　画　しおざき 忍
印刷・製本　藤原印刷株式会社
編　集　小林真理菜

ISBN978-4-491-03536-9　Printed in Japan